口腔医学专业学位研究生就业培养模式创新初探项目作品
韶山地区口腔疾病早期诊疗技术推广与应用项目作品

口腔疾病
与
全身健康

李毅萍　主编

U0226592

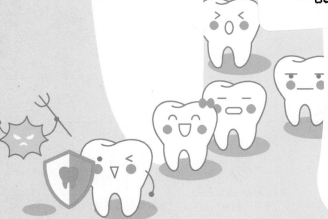

科学技术文献出版社
SCIENTIFIC AND TECHNICAL DOCUMENTATION PRESS
·北京·

图书在版编目（CIP）数据

口腔疾病与全身健康 / 李毅萍主编. —北京：科学技术文献出版社，2017. 11（2020. 6重印）

ISBN 978-7-5189-3349-5

Ⅰ. ①口…　Ⅱ. ①李…　Ⅲ. ①口腔疾病—防治　Ⅳ. ① R78

中国版本图书馆 CIP 数据核字（2017）第 229880 号

口腔疾病与全身健康

策划编辑：孔荣华　责任编辑：孔荣华　李　丹　责任校对：文　浩　责任出版：张志平

出　版　者	科学技术文献出版社
地　　　址	北京市复兴路15号　邮编 100038
编　务　部	（010）58882938，58882087（传真）
发　行　部	（010）58882868，58882870（传真）
邮　购　部	（010）58882873
官　方　网　址	www.stdp.com.cn
发　行　者	科学技术文献出版社发行　全国各地新华书店经销
印　刷　者	北京虎彩文化传播有限公司
版　　　次	2017 年 11 月第 1 版　2020 年 6 月第 5 次印刷
开　　　本	880×1230　1/32
字　　　数	85千
印　　　张	5
书　　　号	ISBN 978-7-5189-3349-5
定　　　价	26.00元

李桂源教授 赠序

　　口腔健康与全身健康息息相关。2012 年世界卫生组织提出口腔健康是全身健康和生活质量的根本所在，口腔健康也是健康中国的重要组成部分。口腔健康包括：无口腔颌面部疼痛、口腔癌和喉癌、口腔感染和溃疡、牙周（牙龈）疾病、龋病、牙缺失以及影响口腔功能和心理健康的其他疾病和功能紊乱。

　　口腔疾病可直接或间接影响全身健康：牙周病除了会破坏牙齿周围支持组织，还可导致心脑血管疾病、早产和阿尔茨海默病（即老年痴呆）；牙齿咬合异常除了影响咀嚼、语音、美观等，还会引起社会交往困难和心理障碍；牙齿缺失不仅影响面容，还与消化系统、神经系统等疾病密切相关，危害全身健康，影响生活质量。

　　全身疾病对口腔健康的影响也不容忽视，一些全身疾病，如手足口病、心血管疾病、维生素缺乏症、重金属中毒、艾滋病等可能在口腔出现相应的表征；人体激素水平的变化可诱发牙周炎、

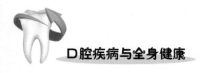

牙龈增生甚至牙龈瘤等；心理健康出现了异常，除了可能影响原有口腔疾病诊治，还可导致颞下颌关节疾病的出现。

此外，糖尿病患者、心血管疾病患者、凝血机制异常患者、传染性疾病患者、儿童、妊娠期妇女及老年人等特殊人群在口腔科就诊流程和注意事项具有一定的特殊性。

中南大学湘雅口腔医院李毅萍教授联合护理部罗姜、陈章群主任，以及本院研究生、护理团队，在多年从事口腔医疗、科研、教学和护理工作的基础上，编撰了《口腔疾病与全身健康》一书。此书分7章，共68小节，涉及了多种口腔疾病与全身健康的关系，描述详细，图文并茂。我阅后收获颇多，并希望对读者的口腔保健有所助益。

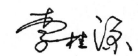

李毅萍教授 简介

　　李毅萍，口腔医学博士，副教授，副主任医师，硕士研究生导师，中南大学湘雅口腔医院院长助理兼外联部主任、口腔修复科主任、口腔材料学主任、口腔设备学主任。

　　从医二十余年，长期从事口腔修复的医疗、教学和科研工作，技术全面。曾于武汉大学口腔医学院、北京大学口腔医学院学习各 1 年，主攻口腔修复、种植，对各类牙体缺损与牙列缺损、牙列缺失有独特的治疗方式。

　　李毅萍教授发表省级、国家级论文二十余篇，主持湖南省湘潭市科学技术局《精密附着体临床应用推广》课题 [项目编号：潭财企（2010）9 号]；参与湖南科技计划项目《长株潭城市群口腔医疗资源现状调查与未来配置的建议》（项目编号：2010CK3134）；2010 年参与市科委《高职院校校企合作运作机制的创新研究》软科学研究计划（项目编号：GJA094010）；2013 年参与国家科技惠民计划项目；2014 年主持湖南省学位与研究生教育教学改革研究课题《口腔医学专业学位研究生培养模式创新初探》（项目编号：JG2014A005）。参编《健康，从爱牙开始》（第一版、第二版），参编《口腔黏膜下纤维化基础与临床》（第一版），参与国家自然科学基金2项。

现任中国整形美容协会口腔整形美容分会委员，中华口腔医学会全科口腔医学专业委员会委员，中华口腔医学会口腔美学专业委员会委员，湖南省医师协会口腔医师分会委员，湖南省口腔医学会理事，湖南省健康管理学会口腔健康管理专业委员会常务委员，湖南省科技特派员。

前 言

1989 年世界卫生组织（WHO）提出牙齿健康标准 "8020"，即 80 岁的老年人至少拥有 20 颗健康的功能牙（即能够正常咀嚼食物、不松动的牙）。2007 年世界牙科联盟（FDI）提出每年 3 月 20 日为 "世界口腔健康日（World Oral Health Day,WOHD）"。我国于 1989 年提出每年 9 月 20 日为 "全国爱牙日"，全民口腔健康得到了国家高度重视。

研究显示，和生活方式密切相关的慢性病正困扰着广大中国人民，以牙周炎、龋病等为代表的口腔慢性疾病也位列其中。为此，我国提出了国家健康战略，开展全民健康生活方式及以 "三减三健" 为主要目标的慢病防治专项行动，即 "减盐、减油、减糖；健康口腔、健康体重、健康骨骼"。其中，健康口腔被纳入 "三健" 的首位。

为配合 "三减三健" 行动，了解口腔疾病与全身健康的关系，进一步提升全民健康意识，我们特查阅相关资料，编撰了《口腔

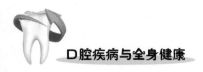

疾病与全身健康》一书。本书综合了牙周、口腔黏膜、儿童口腔、正畸、修复、颌面外科等各学科的相关口腔保健知识，对常见的口腔疾病与生育、糖尿病、心血管疾病等问题的关系进行全面概述，并涵盖了孕妇、儿童、普通人及老年人等各类人群的口腔保健内容，期望对读者有所裨益。

　　本书的编写、成书，感谢国家科技惠民计划的支持，也得到了中南大学湘雅口腔医院的襄助，特别是各位研究生与护理团队的热心奉献；中南大学原副校长、国家重点基础研究发展计划（973计划）健康科学领域专家咨询组副组长李桂源教授为本书欣然作序，在此，我们表示深深的谢意。书中不足之处，请各位批评指正。

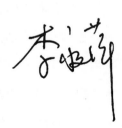

目 录

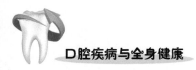

口腔疾病 与 全身健康

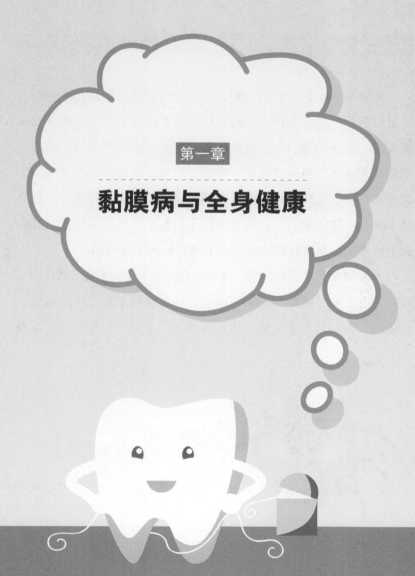

第一章

黏膜病与全身健康

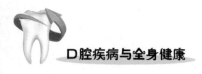

1.1　夏秋季谨防手足口病

夏秋季节家长们要当心啦，手足口病容易在婴幼儿中流行。手足口病是一种以发疹为主要表现的传染性疾病，一年四季均可能发病，多由病毒引起，这些病毒多寄生在患儿的咽部、唾液、疱疹和粪便中，可通过唾液、喷嚏、咳嗽、说话时的飞沫传染，也可通过手、生活用品及餐具等间接传染。该病一旦流行，就会使很多孩子被传染，被传染上的孩子会在手、足、皮肤或口腔黏膜上出现类似水痘样的小疱疹，因而被称为手足口病。

大多数患儿是突然发病，通常出现高热，体温多在 38℃ 以上，同时伴有头痛、咳嗽、流涕等症状，体温持续不退，体温越高，病程越长，病情也就越重。出现发热 1～2 天后，患儿口腔黏膜

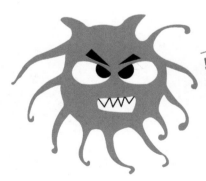

别小看我，
我可是很厉害的哟！

上可见到疱疹，疱疹破溃后会形成溃疡，疼痛感较重，患儿常表现出烦躁、哭闹、流口水、厌食等情况。

　　出现口腔疱疹后，可在患儿手、足、臀部、腿部出现斑丘疹，后转为疱疹，疱疹周围可有炎性红晕，疱内液体较少，手足部较多，掌背面均有。皮疹数量少则几个、多则几十个。消退后不留痕迹，无色素沉着。

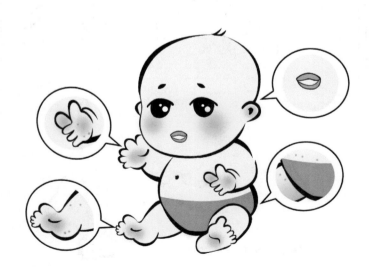

少数患儿（尤其是小于 3 岁的患儿）病情进展迅速，若治疗不及时，可在发病 1 ～ 5 天出现脑膜炎、脑炎（以脑干脑炎最为凶险）、脑脊髓炎、肺水肿等，极少数病例病情危重，可致死亡，存活病例可留有后遗症。

手足口病是一种传染性疾病。流行期间家长应避免带儿童出入人群聚集、空气流通差的公共场所，注意保持家庭环境卫生，居室要经常通风，勤晒衣被。小朋友们应做到：勤洗手、吃熟食、喝开水、勤通风、晒太阳。

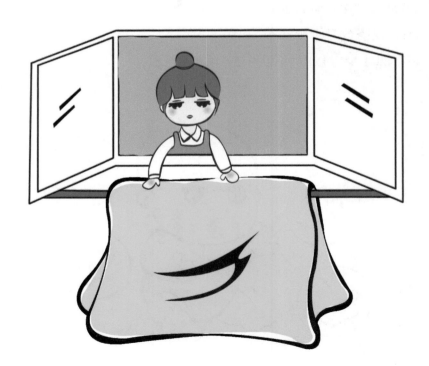

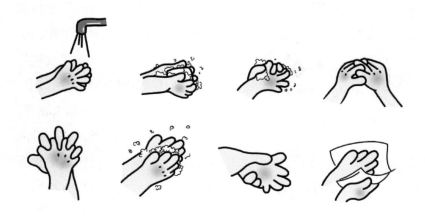

在治疗方面，目前手足口病主要以预防和对症治疗为主，如无并发症，经过完善的治疗后，预后一般良好。

1.2　围绝经期女性易发灼口综合征

围绝经期或绝经期女性容易遇到舌痛、舌感觉异常、口腔黏膜感觉异常等症状，这有可能就是灼口综合征。患者通常不伴有明显的临床损害体征，但常受到明显的精神因素影响。灼口综合征的女性患者约为男性患者的 7 倍。

灼口综合征多发生于舌部，与其他疼痛的区别在于，这种痛感类似被火烧或被开水烫过。发病时，舌痛感早晨轻、晚间重，

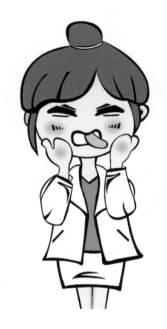

并在说话过多、吃干燥性食物和空闲休息时加重，但在工作、吃饭等注意力分散时，痛感减轻甚至消失。口腔伴随症状包括口干、口腔黏膜充血发红、局部水肿等，同时有患者味觉异常，感觉口内有苦味或金属味等。因其症状表现为烧灼痛、刺痛，故有相当一部分患者怀疑自己的舌头长有肿瘤，带着恐癌心理来就诊，多伴有焦虑和抑郁。

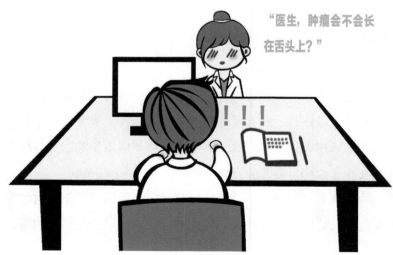

"医生，肿瘤会不会长在舌头上？"

灼口综合征的病因分为口腔局部刺激、全身疾病及精神心理三种因素：口腔局部刺激因素包括烂牙残根、残冠及补牙充填物或义齿（即假牙）的长期机械性刺激，过度饮酒、吸烟等不良习惯也可导致该病；全身疾病因素包括女性围绝经期内分泌失调、高血压、糖尿病等相关疾病影响；而在精神心理因素，近年来流行病学调研发现，约有 70% 的灼口综合征患者在发病前半年内罹患过心理疾病，另有部分患者陷入"自检 – 恐慌 – 再自检 – 更恐慌 – 舌痛加重"的恶性循环中，也是精神心理因素在作怪。

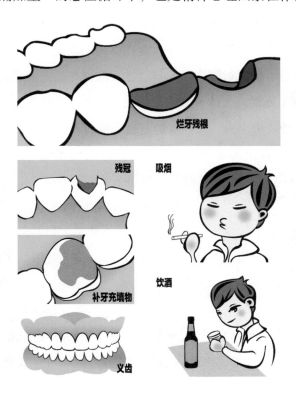

患者在口腔科检查以后如果未发现明显病变，可去内分泌科、神经内科等科室就诊。如果检查不出任何局部或全身致使舌痛的因素，就要放下思想包袱，保证充足睡眠，尽量戒烟、限酒，少食或不食辛辣刺激性食物，并适当进行一些对症治疗，过一段时间，舌痛一般就会缓解。

1.3　维生素缺乏可引起口腔疾病

维生素是维持人体生命活动必需的一类有机物质，也是保持人体健康的重要活性物质。维生素在体内的含量很少，但在人体生长、代谢、发育过程中却发挥着重要的作用，是我们每个人所必备的健康要素。人体一旦缺乏维生素，相应的代谢反应就会出现问题，免疫力下降，各种疾病就会乘虚而入。

在很多情况下，口腔疾病的发生和维生素的缺乏密切相关。例如冬天天气干燥，口腔容易出现口角炎、口腔溃疡等"上火"现象，其实主要是维生素 B_2 缺乏引起的。以下内容列举各类维生素与常见疾病的关系：

◎ 当维生素 B_2 缺乏时，可引起口周、唇部和口腔黏膜的炎症，如口角炎、唇炎、舌炎、牙龈炎、口腔溃疡等，同时可伴有全身疲乏、无力等症状。

◎ 维生素 B_1 缺乏时，可出现口腔黏膜过敏、舌痛、牙神经痛，牙龈由原有的粉红色变为暗红色，以及牙龈水肿、颞下颌关节不适等症状。

◎ 维生素 B_5（烟酸）缺乏时，容易出现口炎、龈炎、舌炎，舌炎严重时，舌乳头萎缩，舌面发红、光秃、容易患外伤性溃疡，舌体因水肿而增大。

◎ 维生素 B_6 缺乏时，可导致口腔溃疡、牙龈炎和牙周病。

◎ 维生素 C 缺乏时，在口腔可出现牙龈炎、牙龈出血等表现。发病之初，全部牙龈乳头肿大肥厚，表面发红发紫，刷牙或进食时容易出血。随着病情的发展，可出现牙龈边缘糜烂，伴有疼痛

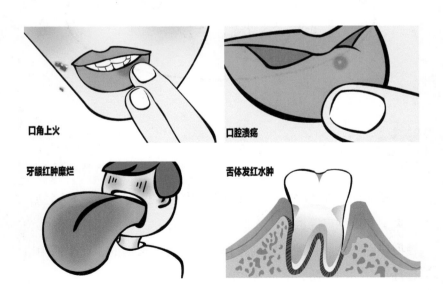

口角上火

口腔溃疡

牙龈红肿糜烂

舌体发红水肿

及血腥样的口臭，严重的自发性出血。少数患者可有腭、颊、舌缘瘀点、瘀斑。伤口愈合延迟，对感染的易患性增加，可并发坏死性龈炎、坏死性口炎。

当出现以上现象时，应及时到医院就诊，明确病因后，在医师的指导下，合理补充维生素。平时注意多食瓜果蔬菜，修正挑食、偏食的坏习惯，可起到预防作用。

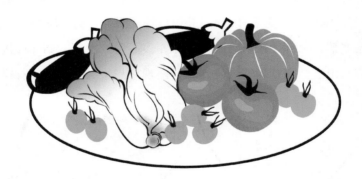

1.4 复发性口腔溃疡的自我调理

复发性口腔溃疡是口腔黏膜疾病中最常见的一种，分为轻型、口炎型和重型口腔溃疡。人群中发病率约为 20%，其中约 80% 为轻型口腔溃疡。口腔溃疡的发作常常是有迹可循的，在生活中可进行针对性的预防，降低其发作频率。

预防口腔溃疡应注意以下 5 个方面：

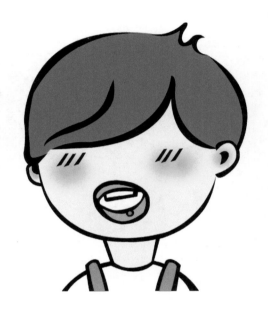

◎ 避免损伤口腔黏膜，尤其是牙齿不齐或戴义齿的人，由于牙齿的尖锐边缘反复摩擦刺激口腔黏膜，很容易频繁出现口腔溃疡。因此需要及时去医院就诊。

◎ 保证充足的睡眠，避免过度疲劳。长期睡眠不足、劳累过度是口腔溃疡反复发作的常见诱因。

◎ 保持心情舒畅、乐观开朗。长时间的烦躁、忧郁、压抑等不良情绪，也是口腔溃疡的常见病因。

◎ 注意口腔卫生。很多人因为疼痛不敢刷牙，这样是不对的。发生口腔溃疡时仍要保持早晚刷牙、饭后漱口的习惯。

◎ 饮食尽量清淡，多吃蔬菜水果。小心"病从口入"，在食物的五味中，最要避免进食辛辣食物，如辣椒、胡椒、花椒等。此外，饮酒也会加重口腔溃疡的病情。

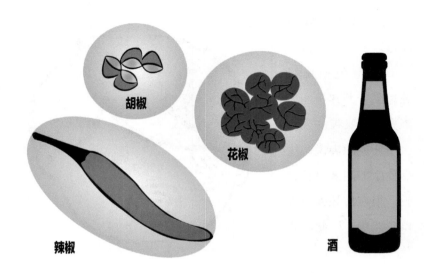

胡椒

花椒

辣椒

酒

　　除了上述日常生活方面的调理，还可以适量吃些对口腔溃疡有辅助治疗作用的食物，如大白菜汤、清炒豆芽、凉拌豆腐、清炒茼蒿等菜品都有清热的功效，水煮山药、莲心红枣汤、杏仁核桃羹、糯米红豆粥等菜品也有促进口腔溃疡愈合的功能。

1.5　性传播疾病的口腔表征

　　口腔是人体黏膜广泛暴露的部位，各种常见性传播疾病在口腔黏膜上都会有明显的典型表征。近年来，性传播疾病口腔表征的发病率呈上升趋势，应当引起人们的重视。

（1）梅毒

梅毒由梅毒螺旋体感染引起，主要通过性、输血、接吻、哺乳、接触有传染性损害患者的日常用品等方式传染，少数病例因接触带有梅毒螺旋体的内衣、被褥、毛巾、剃刀、共用饮食器具等被间接感染。

梅毒分为三期，各期在口腔内的表现不同。

◎ Ⅰ期：硬下疳。大多数口腔硬下疳为单发，无痛无痒，呈现圆形或椭圆形、边界清晰的溃疡，高出皮面，疮面较清洁，有继发感染者分泌物多。触之有软骨样硬度。持续时间为4周至6周，可自愈。期间下颌下淋巴结可发生无痛性肿大。

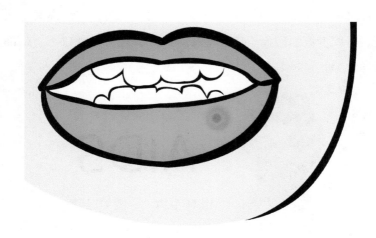

◎ Ⅱ期：近半数梅毒患者会发生唇、口腔、扁桃腺及咽喉部的黏膜斑或黏膜炎，有渗出物，或出现灰白色假膜，黏膜红肿。

◎ Ⅲ期：此期患者在口腔的表现为深溃疡形成，萎缩样瘢痕形成。梅毒患者舌部呈穿凿性溃疡。

（2）尖锐湿疣

尖锐湿疣由人乳头瘤（HPV）病毒感染引起，可累及唇、颊、龈、腭、舌和咽喉部。初起为淡红色丘疹，逐渐增大增多，相互融合如菜花状，颜色呈暗红、灰白或灰黄色，表面湿润、柔软，有臭味。菜花样肿物可堵塞呼吸道，引起呼吸困难甚至窒息，危及生命。

（3）艾滋病

艾滋病由艾滋病病毒感染引起，口腔表现是诊断艾滋病的重要指征之一。艾滋病的口腔黏膜损害主要表现为：口腔黏膜毛状白斑、口腔卡波西肉瘤、口腔疱疹。此外，还可出现口干、颊部感觉异常等。

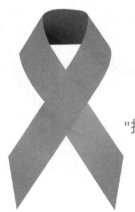

AIDS

"携手抗艾，重在预防"

12.01

艾滋病患者常见的口腔表征有：

◎ 颊黏膜可见白色斑点或斑块，但不明显，且有局部黏膜发红，触痛剧烈。

◎ 舌后两侧边缘出现白色或灰色病变，不能除去，并见有垂直的皱褶。

◎ 口腔黏膜上出现小水疱形病变，其周围可有红晕，有些疱疹可连成片状或条状。

◎ 沿牙龈边缘出现界线清楚的火红的带状红斑，无溃疡。洗牙治疗后不见好转。

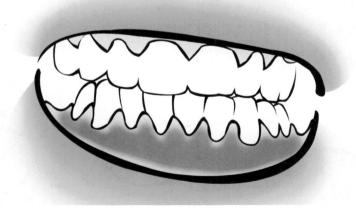

◎ 卡波西肉瘤样。此症为艾滋病患者特征性的口腔表现，常见于上腭、牙龈和舌，呈紫红色或深紫红色、淡蓝色的肿块。

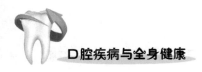

引起性病流行的原因主要是不健康的生活方式。洁身自爱，防止不洁性行为是预防艾滋病最有效的方法。

1.6 铅中毒与汞中毒的口腔表征

人们在日常生活和工作中常接触金属，也常有金属中毒的情况发生。这里主要介绍常见的两种金属中毒：铅中毒和汞中毒。

铅中毒的口腔表现主要为口腔黏膜变白，自感口内有收敛感及金属味，口渴，咽喉有烧灼感和刺激疼痛。流口水和齿龈铅线是常见特征之一。齿龈铅线就是在牙齿牙龈周围可见一条暗黑色的线条，为铅沉积所致。除此之外，还可见颊黏膜铅线，沉积于口腔黏膜内，呈带状或形状不规则的斑块，位于尖牙及后牙牙龈周边及颊黏膜的铅线常见有蓝灰色的小点。

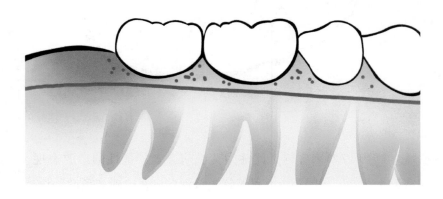

　　汞中毒在口腔的表现有口内金属味、牙龈出血、口腔黏膜溃疡。临床治疗应先脱离高汞环境，给予对症处理。经对症处理后，上述症状可以有所好转，但容易复发，难以根治。患者在脱离汞作业环境后，口腔溃疡及牙龈出血能够基本痊愈，但是汞中毒造成的味觉减退、牙齿脱落等不可逆病变，给患者的生活带来了极大的痛苦。

1.7　影响多部位的溃疡病——白塞综合征

　　白塞综合征又称口 - 眼 - 生殖器三联征，是一种全身性的免疫系统疾病，归属于血管炎中的一种。该疾病较罕见，但在日本、中国、土耳其、伊朗等地的发病率较高，患者群分布与古代丝绸

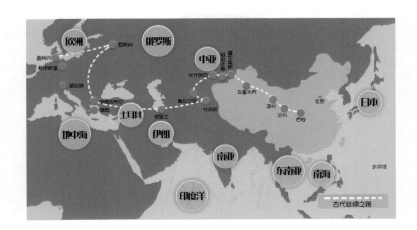

之路的线路基本吻合，所以又被称为"丝绸之路病"。

该病可累及全身血管，侵害到口腔、眼、生殖器等多个器官，主要表现为反复口腔和会阴部溃疡、皮疹、下肢结节红斑、眼部虹膜炎、食管溃疡、小肠或结肠溃疡及关节肿痛等。

（1）口腔溃疡

几乎所有患者都会出现反复的口腔溃疡，溃疡面较深、底部多为白色或黄色，可以同时在多个部位出现多个溃疡，包括舌、口唇、腭部、咽部等。多数溃疡可自行好转，但常反复发作，疼痛剧烈，影响进食。

（2）眼部病变

部分患者出现眼部病变，表现为眼睛红肿、疼痛、畏光或视力下降、视物不清，可以一侧或双侧眼睛受累。

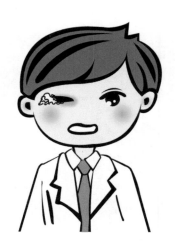

（3）生殖器溃疡

除口腔溃疡外，患者常常还可以出现生殖器周围溃疡，多发生在男性阴囊、龟头，女性阴唇、阴道壁，甚至子宫颈、尿道。溃疡形态与口腔溃疡相似，但复发频率较低，溃疡愈合后可留下瘢痕。

白塞综合征需积极治疗，治疗越早、效果越好。多数患者病情长期处于缓解 – 复发交替的状态，部分患者经有效治疗后可痊愈。仅出现口腔溃疡或皮疹症状的患者预后较好；病变累及眼部、神经系统和肠道等病情严重者，可致失明、肠穿孔或死亡。

1.8　口唇黑斑需警惕胃肠息肉

黏膜黑斑息肉综合征（Peutz-Jeghers's syndrome,PJS）是一种少见的家族遗传性疾病，男女均可发病。主要症状为不明原因的腹痛及便血，腹痛呈间歇性绞痛，常位于脐周，持续时间不定，排气后缓解，可反复持续数年。

该病最显著的特征是口唇黑斑。黑色素斑点在儿童期或婴儿期即可出现，青春期颜色最深，中年后颜色变淡，但口内颊部黏膜色素一般持续存在。黏膜黑斑一般呈圆形或椭圆形，不高出皮肤表面、压之不褪色、无毛发生长。黑斑分布一般多见于唇部、牙龈、颊黏膜、口鼻眼周围、阴唇及龟头。

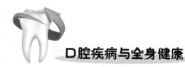

息肉可发生于消化道的任何部位，以小肠最多见，其次为结肠、直肠、胃，极少数病例可见于胆道、泌尿道、子宫等。数目在数个至上百个不等。胃肠息肉的不断增长，可能引起肠套叠和肠梗阻，严重的还可导致肠坏死。当胃肠息肉破溃时，可出现急性消化道大出血，造成患者贫血。另外，息肉的癌变危险性很高，可导致肠套叠或引起肠梗阻。所以，一旦诊断明确应尽早干预。内镜下切除息肉是该病首选的治疗方法。

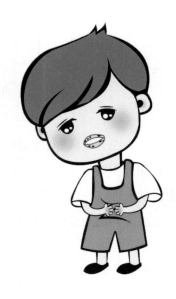

诊断该病的依据主要有：①具有黑斑息肉综合征家族史；②多发性胃肠息肉；③皮肤黏膜色素斑。

1.9 口腔异味莫忽视

口腔异味俗称口臭，严重妨碍人与人之间的交往，也往往是口腔疾病或者全身性疾病的反映。因此，口腔异味不能忽视，应该及时进行对症治疗。

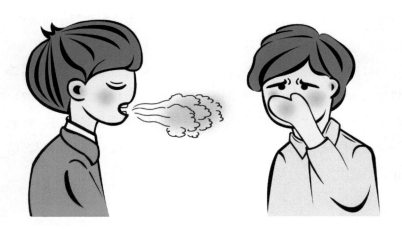

引起口腔异味的主要原因有：

◎ 口腔卫生状况较差，食物残渣长期积存，在细菌的作用下发酵腐败分解，产生难闻的口腔异味。

◎ 患有龋齿、牙龈炎、牙周炎等口腔疾病者，其口腔内容易滋生细菌，尤其是厌氧菌，其分解产生出硫化物，散发出腐败的味道。

◎ 糖尿病患者体内由于脂肪、蛋白质分解而产生丙酮类物质，经血液到肺，又通过呼吸而散发出烂苹果味。这种烂苹果味也可能是酮症酸中毒的表现。

◎ 胃肠道疾病，如反流性食管炎、消化性溃疡、慢性胃炎、功能性消化不良等，消化道产生硫化氢，而呼出气体也有可能伴有硫化氢而出现臭鸡蛋味。

◎ 慢性肾炎的患者当病情发展到慢性肾功能衰竭阶段（尿毒症）时，由于大量毒性物质无法正常排出体外而潴留于血液中，患者呼出的气体中就可以出现氨气味。

口腔异味的治疗主要为对症治疗，如果是龋齿、牙周病等口腔方面因素引起的，应尽快行口腔专科治疗，保持良好的口腔卫生；同时建议口腔异味患者进行血糖检测及胃肠道、肾脏等部位的检查，如果发现异常应及时进行系统、正规治疗，防止病情恶化。

1.10 常见白色念珠菌感染

（1）新生儿鹅口疮

口腔念珠菌病是真菌–念珠菌属感染所引起的口腔黏膜疾病，发生在儿童的感染称之为鹅口疮。

新生儿鹅口疮多在出生后 2～8 日内发生，好发部位为颊、舌、软腭及唇。疾病表现为黏膜充血，有散在、色白如雪的柔软小斑点，如针头大小，不久即相互融合为白色或蓝白色丝绒状斑片，并可继续扩大蔓延，严重者波及扁桃腺、咽部、牙龈。患儿烦躁不安、啼哭、哺乳困难，有时有轻度发热，全身反应一般较轻。

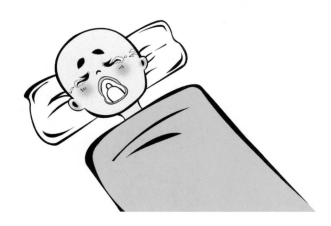

（2）成人白色念珠菌感染

近年来，由于抗生素和免疫抑制剂在临床上的广泛应用，发生菌群失调或免疫力降低，而使内脏、皮肤、黏膜被真菌感染者日益增多，口腔黏膜念珠菌病的发生率也相应增高。

口腔黏膜念珠菌病主要表现为口腔黏膜充血、糜烂，舌背可萎缩、增生，周围舌苔增厚。患者常有味觉异常或味觉丧失、口腔干燥、黏膜灼痛之感。

长期佩戴义齿、滥用抗生素、器官移植后、有高危性行为者容易罹患该病。因此，预防白色念珠菌感染应注意以下 4 个方面：

◎ 每餐后需清洗义齿，避免长时间佩戴，定期复诊。

◎ 避免滥用抗生素，以防菌群失调。

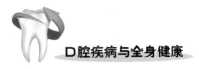
◎ 器官移植后长期服用免疫抑制剂的患者，需定期到专科检查。

◎ 洁身自好，防止不洁性行为。

请叫我们"义齿清洁三部曲"

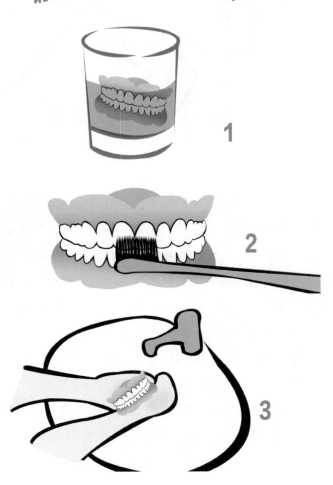

1.11 器官移植后易出现的口腔症状

进行器官移植后，患者往往需要终生服用免疫抑制药物，而这些药物容易引起牙龈、口腔黏膜以及颌骨病变。

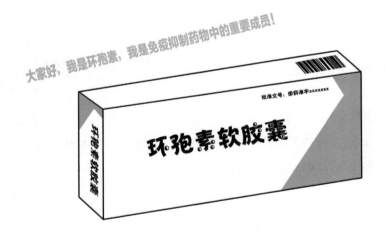

牙龈增生为器官移植患者最为常见的口腔疾病，表现为牙龈乳头的小球状突起，增生的牙龈乳头会向边缘扩展。患者在接受肾移植手术后，常用的免疫抑制药物直接影响细胞代谢，促进牙龈成纤维细胞增殖。同时，器官移植患者长期处于免疫抑制状态，病原菌更易侵犯人体，导致牙周炎。

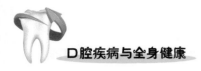

此外，由于患者长期处于免疫抑制状态，易导致颌骨病变、颌骨发育不良。使用大剂量的糖皮质激素和免疫抑制剂也可导致骨质疏松。

综上所述，器官移植后患者术后口腔存在诸多问题，需要进行针对性的治疗，同时应该加强对患者的宣传教育，督促患者形成或保持良好的口腔卫生习惯，进一步减少口腔疾病的发生，提高生活质量。

1.12　槟榔危害多，请莫再咀嚼

槟榔原产马来西亚，在亚洲热带地区广泛栽培，在中国主要分布于海南及台湾等地区。槟榔是重要的中药材，在我国湖南省，槟榔果实作为一种咀嚼嗜好品广泛流行。

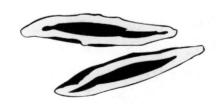

医学界长期以来认为经常嚼食槟榔会造成口腔溃疡、牙龈退变、牙齿磨耗、口腔黏膜下纤维化，甚至引起口腔癌变。医学研究发现，咀嚼槟榔者患口腔癌的风险有所上升，槟榔果中的槟榔碱等成分具有潜在的致癌性。

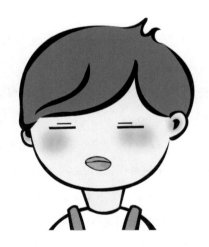

槟榔危害主要有以下 4 点：

◎ 牙齿磨耗严重，易导致牙齿敏感。

◎ 可导致牙齿表面色素沉着，影响美观；槟榔纤维粗硬，还可能会刺伤牙龈或堵塞牙缝，造成牙龈的压迫而发炎。

◎ 引起黏膜病变，如口腔黏膜下纤维化，主要症状有黏膜起疱、刺激痛、张口受限、吞咽困难等，甚至发展为口腔癌。

◎ 增加颞下颌关节负重，引起关节弹响、疼痛、张口受限等症状。

参考文献

[1] 中华人民共和国卫生部.手足口病诊疗指南(2010版).中国实用乡村医生杂志,2012,19(19):9–11.

[2] 刘丽婷，胡海霞，王桂茹.小儿手足口病流行病学研究进展.中国妇幼保健,2012,27(34):5642–5645.

[3] Zhuang ZC, Kou ZQ, Bai YJ,et al.Epidemiological Research on Hand, Foot, and Mouth Disease in Mainland China.Viruses,2015,7(12):6400–6411.

[4] Klasser GD, Grushka M, Su N.Burning Mouth Syndrome.Oral Maxillofac Surg Clin North Am,2016,28(3):381–396.

[5] 牛凯宇，贾静.绝经期女性口颌面疾病发生机制研究进展.中华老年口腔医学杂志,2016,14(3):188–191.

[6] 郑际烈.灼口综合征.口腔医学纵横,2000,16(1):63–64.

[7] 藤艳丽.维生素缺乏易患口腔病.健康伴侣,2012(3):53.

[8] 刘英，熊万林.维生素缺乏与口腔粘膜常见的慢性疾病.川北医学院学报,2004,19(4):261–263.

[9] 吴宗英，王一平.黑斑息肉综合征研究进展.华西医学,2005,20(4):801–802.

[10] 王辉，孟松，李超，等.黑斑息肉综合征的诊治分析.中国普通外科杂志,2015(3):449-450,451.

[11] Beggs AD, Latchford AR, Vasen HF,et al.Peutz-Jeghers syndrome: a systematic review and recommendations for management.Gut,2010,59(7):975-986.

[12] 杨晗，徐春琳.淋病生殖道感染现状及规范治疗.中国实用妇科与产科杂志,2014,(9):662-666.

[13] 吕洁.口嚼槟榔有危害.食品安全导刊,2013(20):69.

[14] 付洪.口腔白色念珠菌感染的检查和诊治的临床研究.中国医药导刊,2013(4):616.

[15] 何森，彭青和.儿童铅中毒的防治研究进展.安徽医药,2012(9):1351-1353.

[16] 赵二江，崔丹，梁淑英，等.艾滋病的流行现状与预防措施.现代预防医学,2012,39(7):1597-1599.

[17] 韩凯，曾抗.尖锐湿疣的细胞免疫研究进展.皮肤性病诊疗学杂志,2011,18(4):279-282.

[18] 刘洪.复发性口腔溃疡中西医病因研究与治疗进展.中医药临床杂志,2011,23(8):748-749.

[19] 吴慧华，王燕秋，吴淑华.肾移植术前后唾液免疫球蛋白的测定与口腔病变的关系.临床口腔医学杂志,1999,15(1):19-20.

[20]Imran M, Amjad A, Haidri FR.Frequency of hospital acquired

pneumonia and its microbiological etiology in medical intensive care unit.Pak J Med Sci,2016,32(4):823-826.

[21] Maesaki S, Marichal P, Hossain MA,et al.Synergic effects of tactolimus and azole antifungal agents against azole-resistant Candida albican strains.J Antimicrob Chemother,1998,42(6):747-753.

Take Good Care of Your Teeth

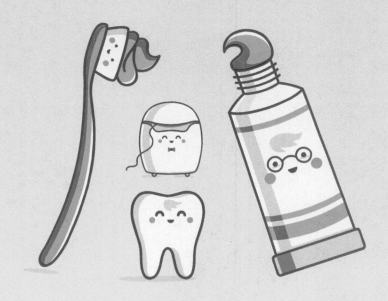

口 腔 疾 病 与 全 身 健 康

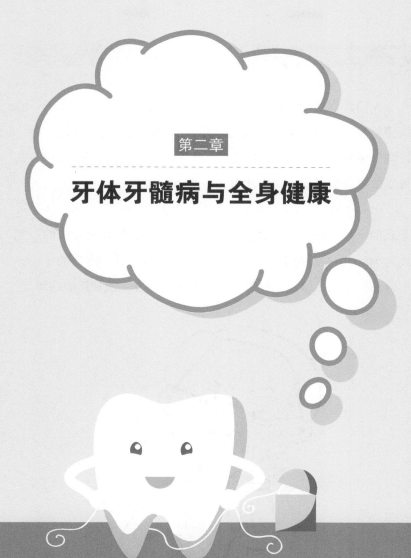

第二章

牙体牙髓病与全身健康

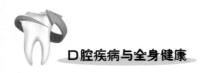

2.1　牙疼可能是心绞痛引起的

　　人们常常认为心绞痛是"心角"部位的疼痛，其实不然。心绞痛是发生在心脏附近区域的疼痛，是冠心病的表现症状之一，以胸口突发的闷压痛、压榨性痛、烧灼样痛等为常见的表现形式，可以放射到很多部位，如牙齿、后背、腹部等。

　　由心绞痛引起的牙痛在医学上称之为"心源性牙痛"，是冠心病的一种非典型临床表现，以老年人居多，往往是牙床的一侧或两侧疼痛，以左侧为多，患者常常难以指出具体疼痛的牙位，对应部位牙龈、脸颊不红肿。对于老年人而言，随着年龄的增长，

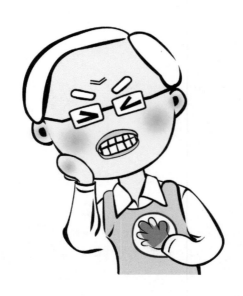

大脑及心脏神经纤维逐渐产生了退行性变化，对痛觉的敏感度降低，以致心绞痛的部位可以在胸骨内或心前区，也可放射到下颌骨及牙齿。

心源性牙痛因为发病症状的隐匿性，往往容易漏诊，而错过最佳的就诊时机。心源性牙痛的症状与牙髓炎及根尖周炎的症状十分相似，在临床上也容易出现误诊的情况。

心源性牙痛的临床特征为：

◎ 牙痛剧烈，但无明显牙体疾病。

◎ 牙痛部位不确切，往往数颗牙齿都感到疼痛。

◎ 口腔专科处理及服用止痛药，都不能解除疼痛。

所以，广大中老年人如有不适症状，特别是活动、劳累、情绪激动后产生的疼痛，每次发作不超过15分钟，经休息或含服硝酸甘油后可缓解，一定要警惕心绞痛的可能性，并及时到医院进行相关的心脏检查。

2.2 小儿夜磨牙要警惕蛔虫寄生

夜磨牙是指睡眠时有习惯性磨牙，是磨牙症的一种类型，可引起牙齿殆面和邻面的严重磨损。顽固性磨牙症会导致牙周组织破坏、牙齿松动或移位、牙龈退缩、牙槽骨丧失等；引起咀嚼肌功能异常，如咀嚼肌功能亢进、痉挛、疲乏、疼痛等。此外，长

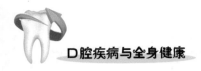

期夜磨牙还可能会引发一系列的并发症，如头痛、颈背部阵痛等，还会导致睡眠质量下降、记忆力减退，导致口腔异味，损伤听力和味觉。个别磨牙症状较重的患者会出现脸型左右不对称。

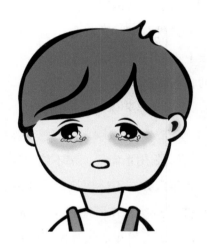

引起小儿夜磨牙的诱因很多，包括消化道功能障碍、营养不良、神经过度兴奋、口腔疾病、不良睡姿等。其中，寄生虫感染作为小儿夜磨牙最主要的病因，需要引起家长们的注意。

蛔虫病是最常见寄生虫病之一，由似蚓蛔线虫（简称蛔虫）寄生于人体小肠或其他器官所引起，在我国流行广泛，儿童发病居多。若儿童肠道内寄生有蛔虫，它在小肠内掠夺各种营养物质，分泌毒素，刺激肠道使其蠕动加快，引起消化不良、间歇性脐周隐痛等表现，最终导致儿童在睡眠中神经兴奋性不稳定而引起磨牙。

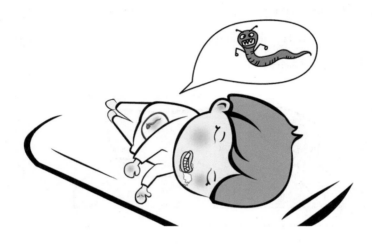

因此，发现小儿夜磨牙后家长要尽快带去医院检查，确诊后进行肠道驱虫治疗，避免因寄生虫而影响儿童发育。如果磨牙症状严重还需要进行咬𬌗板治疗，缓解肌肉紧张，防止牙磨损。

2.3　胃酸反流可损害牙齿

"胃酸反流"是胃食管逆流性疾病的俗称。近年来，胃酸反流的患者不断增多，究其根本，是人们的生活越来越紧张忙碌，饮食习惯不规律，如暴饮暴食、宵夜等，均可能导致胃酸反流。此外，随着一种以瘦为美的社会文化发展，神经性贪食症的发病率在我国逐年提高，其主要过程为：周期性的强迫进食，一次可

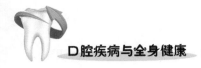

进食大量食物，且无法控制自己的进食欲望，同时患者在进食后为了防止体重增加，常有催吐、导泻、过度运动等不健康行为，导致大量胃酸反流的发生。

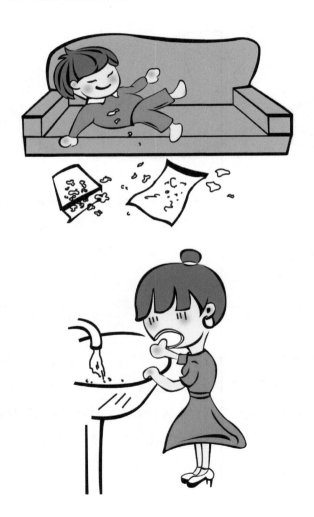

　　胃酸反流的初期症状是"嗳气"，但很容易被忽略。其他典型症状包括胸口有烧灼感及胃酸倒流到口腔或咽喉的刺激症状。其并发症有食管溃疡、反流性食管炎，有时会造成出血，引发食管下端狭窄，长时间的刺激可使其食管下端鳞状上皮被增生的柱状上皮取代，容易发生癌变，也有些引起咳嗽、声音嘶哑，甚至气喘发作。此外，胃酸反流对于牙齿的危害也不容忽视。

　　牙齿的最外层称为牙釉质，成熟的牙釉质呈白色半透明，除了行使咀嚼功能之外，也可以保护内层的牙本质，是人体中最坚硬的物质，但牙釉质不会再生，因此当其损伤后不像其他组织会自行修复。而胃酸中的主要酸性成分是盐酸，是一种强酸，对于由羟基磷灰石晶体构成的牙釉质有着强腐蚀性。长期的胃酸反流会使牙釉质遭到破坏而导致酸蚀症。

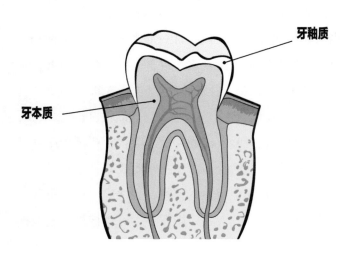

牙釉质

牙本质

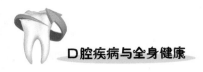

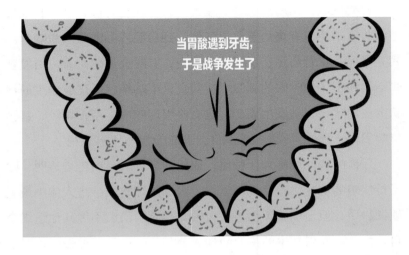

　　酸蚀症最初往往仅有牙齿过敏症状，逐渐产生实质性缺损，常引起上前牙腭侧及下颌后牙的殆面和颊面酸蚀。当牙体硬组织遭到破坏后，其他口腔疾病如牙髓炎等也接踵而至。

　　所以，当长期出现胃酸反流症状时一定要引起注意。首先，要避免进食过快，同时尽量少进食或不进食某些食物，如茶、咖啡、油炸食品、糖果、辣椒、烈性酒等；其次，在饭后不要马上卧床、弯腰或进行剧烈运动，最好在饭后30分钟后进行一次散步，既可帮助消化，又可减轻胃酸反流的症状。症状较严重者还可以选用一些抗酸药物，如碳酸钙片、氢氧化铝凝胶等，这些药物可以中和胃酸，但是如果长期服用这些药物，会造成便秘或腹泻。如果胃酸反流症状严重且持续存在，则需要去医院接受专业检查和治疗。

2.4 牙齿色黄色黑可能与饮水、服用某些药物有关

（1）氟斑牙

为什么牙齿会出现氟斑牙呢？可能很多人也不是很了解。氟斑牙和氟的关系极为密切，如果 6 岁前居住在高氟地区，这个阶段正处于儿童牙齿发育时期，出现氟斑牙的概率很高。氟的摄入途径主要通过饮水方式，因此，氟斑牙有地区聚集发生的特征性。

氟斑牙最大的特点就是牙齿表面有着色。一般来说，摄入的氟越多、时间越长，氟斑牙着色就越严重。其颜色也是有差异的，和个体敏感性有关。严重的氟斑牙，牙齿表面可有缺损，缺乏光泽，影响美观。氟斑牙一般多在恒牙出现，乳牙较少见，程度较轻。氟斑牙对摩擦的耐受性差，但对酸蚀的免疫力强。

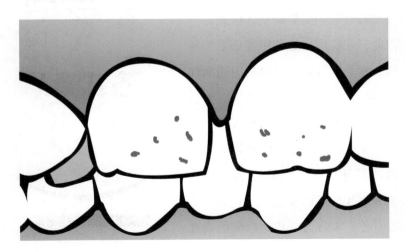

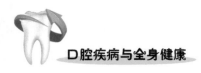
氟斑牙一旦形成，不会自行消失，并且严重影响美观。根据其严重程度，治疗氟斑牙的方法不同：①仅有轻度着色的病例可用冷光美白；②着色较明显、牙齿表面不平且无光泽的病例，可考虑先进行美白治疗，再行瓷贴面修复；③牙齿表面有缺损，着色严重的病例可考虑全冠修复。

我国饮用水中的标准含氟量为 1.0 mg /L，该浓度能有效防龋，又不致发生氟牙症。高氟地区儿童应多吃蔬菜水果，多食用牛奶、豆制品等含钙的食物，以减少对氟的吸收。

（2）四环素牙

四环素牙发生的原因是在牙齿发育期间服用了四环素类药物，四环素类药物可以结合到牙组织内，引起牙齿出现内源性永久性着色。四环素类药物也可以通过胎盘或者母乳影响婴幼儿牙齿发育。因此，家长应谨慎使用四环素类药物。常见四环素类药物的应用品种有四环素、土霉素、金霉素、多西环素、美他环素和米诺环素。

那么四环素牙有哪些特征呢？四环素牙可累及全口牙齿，在乳牙和恒牙均可以发生，主要引起牙齿着色，表现为黄色、棕褐色或者

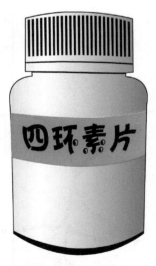

给你的牙齿染个颜色好吗？

深灰色，着色程度与用药种类相关；乳牙的着色程度比恒牙重，严重者可以引起牙齿表面缺损，易引发龋坏。为了防止四环素牙的发生，妊娠期和哺乳期女性与 8 岁以下儿童不宜使用四环素类药物。

很多人会因四环素牙严重影响美观，而到医院就诊。医师建议以下治疗方法：①着色较轻者，可考虑用光固化复合树脂修复；②使用脱色法，可适用于不伴有表面缺损的患牙。

有四环素牙的患者，应避免饮用茶、咖啡、可乐、红酒，避免食用莓果类等深色食物，还要避免吸烟。

2.5　感染梅毒的孕妇，孩子可能会长梅毒牙

先天性梅毒牙是由于母亲感染了梅毒螺旋体，妊娠期间导致胎儿发生梅毒炎性反应，影响胎儿正在发育期的牙胚，最终引发牙发育障碍。感染多累及恒牙，受损的牙齿可表现为不同的形状，如半月形或桶状形切牙、桑葚状磨牙等。

◎ 半月形切牙：即"门牙"露出的末端中央有半月形的缺陷，两颗门牙之间的间隙较大，称为半月形切牙。

◎ 桑葚状磨牙：发生在六龄牙（儿童 6 岁左右萌出的第一颗磨牙）。所有牙尖向中间皱缩，牙齿表面有许多不规则的小结节，状似桑葚样。

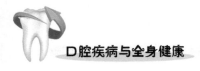

口腔疾病与全身健康

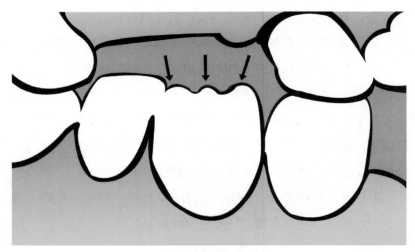

半月形切牙

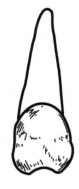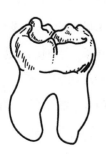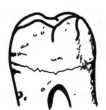

桑葚状磨牙

◎ 蕾状磨牙：也是发生在六龄牙。所有牙尖向中央凑拢，体积减小，类似花蕾，所以称之为蕾状磨牙。

先天性梅毒牙一般还会伴发间质性角膜炎、中耳炎或耳聋等疾病，所以应值得警惕。那么应该怎样来预防和治疗先天性梅毒牙呢？

妊娠早期治疗梅毒，是预防先天性梅毒的有效方法。妊娠早期阶段，对母体进行抗梅毒治疗，特别是在妊娠前 4 个月使用抗生素治疗，基本可以避免胎儿感染梅毒，从而防止梅毒牙的发生。如果已经错过治疗时机，梅毒牙的发生概率较大。

梅毒牙不但影响美观，还影响咀嚼功能，应及时到医院就诊。在治疗方面，采用光固化复合树脂修复或全冠修复方法，可恢复牙齿正常外形，改善美观程度，恢复咀嚼功能。

饮食方面需要根据症状咨询医师，合理膳食，保证营养全面而均衡。饮食宜清淡，多吃蔬菜水果，戒除烟酒，少吃辛辣刺激性食物。

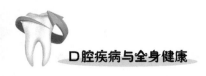

2.6 自闭症儿童的口腔问题不容忽视

自闭症也称孤独症，是自闭症谱系障碍的一种，也是临床症状最为严重的一种，其特征是患者普遍存在社会交往障碍、言语和非言语交流缺陷、兴趣狭窄和行为刻板。自闭症儿童是"星星的孩子"，他们就像天上的星星，在遥远而漆黑的夜空中独自闪烁着。

（1）自闭症儿童口腔健康问题常被家长忽视

目前我国儿童口腔健康面临的窘况是龋坏率高、充填率低，而此种情况在自闭症儿童身上更为明显。有研究表明，自闭症儿童口腔健康与保健状况比正常发育的儿童总体较差，导致这种现象发生的原因有：自闭症儿童缺乏颌面部运动，口腔内常含食物残渣，不同程度的智力发育障碍加大了口腔卫生保持的难度等，同时这也与家长只关注自闭症本身的治疗，而忽视了儿童口腔健康与保健的重要性有关。因此，大多数自闭症患儿就诊时，口腔卫生状况较差，多因牙齿疼痛、严重龋坏等症状而就诊。

口腔健康与保健对儿童的生理、心理发育成熟起着关键作用，影响着发音、咀嚼、交流、美观等。对于自闭症儿童而言，口腔健康问题同样需要引起我们的关注，这也是使患儿的生活更加合理、健康必不可少的一步。

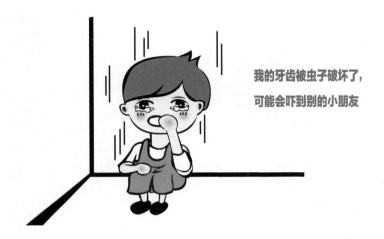

我的牙齿被虫子破坏了，
可能会吓到别的小朋友

（2）自闭症儿童口腔疾病治疗之路

由于自闭症儿童自身的特殊性，口腔疾病诊治过程中存在许多的难题，如患儿的理解能力较差、行为配合度差、治疗的耐受能力差、精神状况不稳定、自控能力弱等。

这就要求患儿、家长和医务工作者建立长期的协作关系，通过不断地进行诱导和强化训练，大部分的自闭症患儿可自己保持较健康的口腔状况。对于确实需要进行口腔治疗的自闭症儿童，使用正确的口腔行为管理方法对自闭症儿童进行行为干预，逐步提高患儿的配合度和对治疗的耐受能力。此外，在长时间的治疗过程中要注意避免给予患儿造成不良的心理和生理损害，以免加重自闭症症状。在实际情况中，若患儿的情况较严重或需要紧急

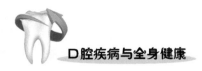

处理的，则需在全麻下进行治疗。

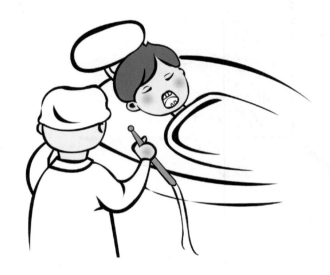

　　总而言之，对于自闭症儿童的口腔健康不仅需要家长的重视，也需要医务工作者耐心、细心、仁心地对待。希望通过患儿、家长和医务工作者的共同努力，使患儿保持口腔健康，让顺利治疗口腔疾病成为现实。

2.7　逃离"牙科恐惧症"

　　"牙科恐惧症"又称口腔专科焦虑症或口腔专科畏惧症，患者主要是出现对疼痛的恐惧、对未知的恐惧、对机体受到伤害的恐惧等因素导致的焦虑症状。儿童表现为高声哭闹、肢体乱动、焦虑不安、拒绝治疗；成人则表现为面色苍白、肌肉紧张、心悸、躲避等。引起这种畏惧感的原因很多，一方面来自于口腔专科医师及陌生的口腔专科就诊环境，另一方面则来自于患者自身口腔专科就诊疼痛史。

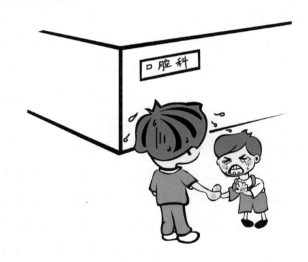

（1）引起口腔专科恐惧症的原因

◎ 对于口腔专科医师及就医环境的担忧

一方面很多患者的依从性较差，另一方面传统口腔专科工具如车针钻磨产生的震动、噪声，可能是引起畏惧的原因。日本学者发现，当被牙科恐惧症困扰的患者听到牙钻一类口腔专科工具的声音时，大脑中左尾状核激活程度更高，该区域是管理学习、

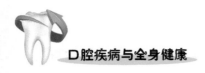

记忆关系的功能区域，更容易唤醒患者的一些恐惧记忆与痛苦经历。且口腔专科治疗过程中常需要进行的麻药注射、长时间张口及拔牙时常使用的锤子，也导致了患者对于就医的恐惧。我国的调查显示，中青年患者牙科恐惧症的发生率比老年患者高。

◎ 患者自身及亲友就医经验的影响

调查表明，大多数的牙科恐惧症的患者的发病原因主要源于既往（尤其是儿时）不愉快的口腔专科诊疗经历，比如曾有过痛苦的拔牙手术、疼痛的口腔专科治疗史、治疗中出现的意外呛水、咽部敏感引发的恶心等。个别患者的恐惧还来自于父母亲属或朋友同事对于口腔专科不愉快经历的夸大描述。

◎ 其他因素

很多患者都有"讳疾忌医"的心理。认为自己牙齿不美观、龋坏或口臭，检查时感到难堪；担心口腔专科器械消毒不彻底，在就诊过程中患上艾滋病、乙肝、丙肝等传染病；担心花费多、没时间、嫌麻烦等因素也会造成延误最佳治疗时机，导致可能几十元就能维护好的小问题变成了成千上万元高花费才能弥补的大问题，而且随着病情的加重，患者自身的痛苦也会加深，很多患者最后被迫进行疗程长的修复或种植治疗。

（2）如何逃离"牙科恐惧症"

◎ 你应该知道的事：医疗设施、技术已显著改善

现代口腔专科治疗技术的日益发达，已缓解了许多治疗过程中的痛苦。高效的麻醉剂搭配超细针头，让你几乎感觉不到注射

麻药及进行口腔专科治疗时的疼痛；先进的口腔专科器械使治疗时间大大缩短；在口腔专科诊室，拔牙时医师将尽量避免使用令人恐惧的锤子，微创拔牙技术已得到推广；全自动的高温高压消毒系统可以彻底地杀灭各种病原微生物，有效地避免交叉感染。

◎ 辅助镇静治疗

针对恐惧心理比较严重的患者，可以口服镇静剂配合口腔专科治疗，极度焦虑者则可使用吸入式镇静剂（笑气）及静脉注射镇静剂，逐渐消除其恐惧和焦虑，安全有效，但有心、肺等疾病的患者应慎用。

使用"笑气"前

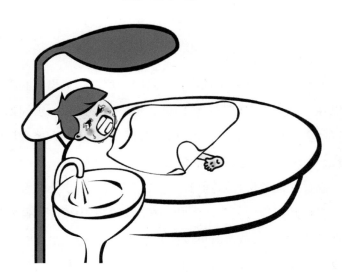

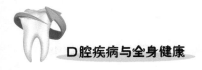

使用"笑气"后

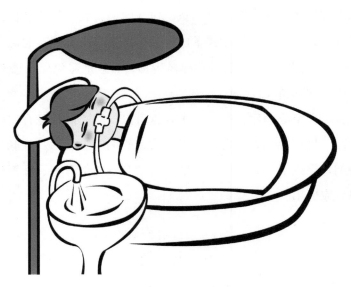

◎ 辅助心理干预

可派专业人员和患者聊天，陪同治疗，缓解恐惧心理。患者可以在就诊前咨询口腔专科医师，了解治疗流程，预知治疗过程中可能会出现的不适感，也可以先陪同朋友或家人接受口腔专科治疗，以增强对自己治疗的信心。

家长在准备带儿童到口腔专科就诊前，不要让儿童吃太多食物，避免其因为太紧张而呕吐。在平板电脑中预先存储儿童喜欢的动画片，在等候就医时可以让儿童观看，放松心情。进入诊室后，只要条件允许，可以先观看其他儿童的治疗过程。就诊时观看动画片，帮助儿童在治疗时分散注意力。通过正向暗示，让儿童接受"看牙是一种可以忍耐的轻度疼痛"的观念。

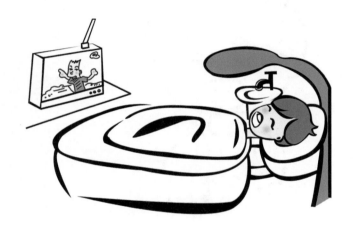

2.8　小龋齿，惹肾炎

　　儿童乳牙长了龋齿，家长没有当回事，认为口腔疾病是小病，殊不知，龋齿治疗不及时或不彻底，可能会导致肾炎的发生。

　　曾有病例报道，有一名 10 岁男孩，患有慢性肾炎，两年来病情一直反反复复，且其满口黑牙，有十多颗龋齿，患龋程度非常严重，属于猖獗性龋病。有医师给出了解释，肾炎或肺炎、脑膜炎的患儿，他们的共同特点是同时伴有严重的龋病，孩子患上这些炎症的罪魁祸首很可能就是这些龋病。

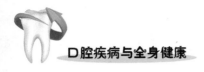

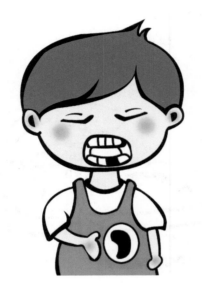

这提示家长，小疾病也会引起大麻烦。大家千万不要轻视龋病的危害性，如果有龋病，一定要及时去医院进行检查，以免耽误病情，引起病情恶化。

2.9 婴幼儿睡前喝奶要刷牙

随着人们生活水平的提高，很多家长对保持婴幼儿口腔卫生的意识也逐渐普及，及早给婴幼儿养成了早上刷牙的好习惯，其实，晚上睡觉前刷牙对婴幼儿的口腔卫生更为重要。

　　口腔卫生保健从婴幼儿出生就应该开始，妈妈睡前喂养母乳或奶粉后，可用纱布蘸取清水或淡盐水轻擦宝宝牙床，也可以购买专门的指套刷为婴幼儿清理口腔。婴幼儿一般在6个月左右会长出乳牙，至2岁半左右20颗乳牙基本长出，如果家长并未对婴幼儿的口腔卫生加以重视，很容易引起宝宝一系列口腔疾病，如牙龈炎、龋病等。

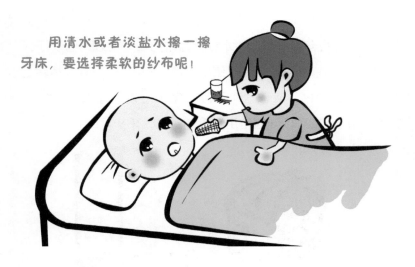

用清水或者淡盐水擦一擦牙床，要选择柔软的纱布呢！

　　我们都知道，奶粉中含有许多的营养物质，如蛋白质、糖类，它们极易残留在宝宝的牙齿上，由于刚长出的乳牙牙釉质薄、矿化程度差、表面结构不成熟，如不及时清理营养物质，它们便会慢慢损伤牙齿，最终会导致多种口腔疾病，这些口腔疾病中最常

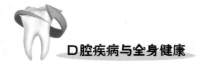

见的就是龋病。龋病影响宝宝咀嚼和进食，干扰营养的吸收，容易进一步发展为牙髓炎、根尖周炎，不但疼痛剧烈，还会影响恒牙的发育；牙齿龋坏后也影响美观，甚至影响宝宝的吐字发音。

预防这些口腔疾病的发生，最有效、也最简单易行的方法之一就是刷牙，刷牙不仅可以清洁牙齿、去除牙菌斑，还可以起到按摩牙龈、促进牙龈血液循环的作用，提高牙龈的抗病能力，是维护口腔清洁，预防龋病、牙龈炎行之有效的方法。

那么家长们该怎样给婴幼儿刷牙呢？乳牙萌出后，家长仍可以用纱布或指套刷，蘸取清水或淡盐水为婴儿清理牙齿及牙床。2岁左右的儿童可以开始练习使用牙刷，家长可以为其选择软毛、小头的儿童牙刷，蘸取清水刷牙，家长可以和儿童一起完成。3岁以后的儿童可以开始使用不含氟的儿童牙膏。

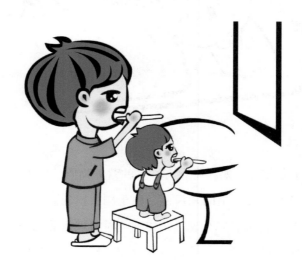

家长在指导儿童刷牙时需要提醒，动作要慢与轻柔，先上后下竖着刷。牙膏要交替使用，牙刷使用不能超过 3 个月，牙刷头保持干燥，与家长牙刷要分开放置。

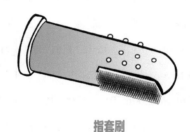

指套刷

儿童牙膏　　　　　　　　　　儿童牙刷

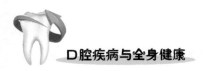

参考文献

[1] 黄进.牙疼背后的冠心病.祝您健康,2015,(11):21.

[2] 戴永雨.中老年人应重视牙疼.保健医苑,2007(3):42-44.

[3] 贾源隆.当心症状古怪的心绞痛.家庭医学:下半月,2016(5):53-54.

[4] Vakil N, van Zanten SV, Kahrilas P,et al.The Montreal definition and classification of gastroesophageal reflux disease: a global evidence-based consensus.Am J Gastroenterol, 2006,101(8):1900-1920,quiz 1943.

[5] Holbrook WP, Furuholm J, Gudmundsson K,et al.Gastric reflux is a significant causative factor of tooth erosion.J Dent Res,2009,88(5):422-426.

[6] Pace F, Pallotta S, Tonini M,et al.Systematic review: gastro-oesophageal reflux disease and dental lesions.Aliment Pharmacol Ther,2008,27(12):1179-1186.

[7] 苑芃,孙庚林.胃食管反流病与牙病.开卷有益:求医问药:2002(7):8.

[8] 二喵居士.夜里磨牙,肚里虫爬? 时尚育儿,2017(1):32-33.

[9] Restrepo C, Pelá ez A, Alvarez E,et al.Digital imaging of patterns of dental wear to diagnose bruxism in children.Int J Paediatr Dent,2006,16(4):278-285.

[10] 张笋.夜间磨牙的孩子.家庭医学(新健康),2008(03):25.

[11] 薛仕胜.谈谈夜磨牙.家庭医学:上半月,1994(6):33.

[12] 吴友农,史俊南,史宗道.概述牙科恐惧症.牙体牙髓牙周病学

杂志 ,1997,7(3):199–201.

[13] 钱虹 , 黄群 , 骆明荷 .240 名牙病患儿牙科恐惧症的图片测试 . 中国行为医学科学 ,2000,9(4):284–285.

[14] 史俊南 . 现代口腔内科学 .2 版 . 北京 : 高等教育出版社 ,2004:359.

[15] 梁美玉 , 罗红 , 周艳 , 等 . 儿童牙科畏惧症的心理辅导 . 广东牙病防治 ,2008,16(z1):644–645.

[16] Mungara J, Injeti M, Joseph E,et al.Child's dental fear: cause related factors and the influence of audiovisual modeling.J Indian Soc Pedod Prev Dent,2013,31(4):215–220.

[17] Corah NL, O'Shea RM, Bissell GD,et al.The dentist–patient relationship: perceived dentist behaviors that reduce patient anxiety and increase satisfaction.J Am Dent Assoc,1988,116(1):73–76.

[18] 陈晖 , 张英 . 氟斑牙临床有效治疗方法的探讨 . 中国医科大学学报 ,2015,44(8):746–748.

[19] 张爱君 . 氟斑牙的形成机制 . 中国地方病防治杂志 ,2011(1):16–20.

[20] 范俊玲 . 四环素牙的美容修复 . 河南职工医学院学报 ,2011(4): 427–428.

[21] 赵国昌 . 先天性梅毒临床表现 . 实用儿科临床杂志 ,2006(22): 1522–1524.

[22] 陈超 . 先天性梅毒的早期诊断及防治 . 中国实用儿科杂志 ,2004, 19(4):202–204.

[23] 谢晓丽. 喝奶后不刷牙, 宝宝患上龋齿. 齐鲁晚报, 2014(9685) [2014-12-05]. http://epaper.qlwb.com.cn/qlwb/content/20141205/ArticelL07004FM.htm.

[24] 刘素玲.99 健康网 [EB/OL].[2012-08-10]. http://zyk.99.com.cn/zyys/xeyz/2012/0810/258997.html.

[25] 崔福实. 关于婴幼儿牙齿健康的探讨. 新西部: 下旬·理论,2011(10):193-194.

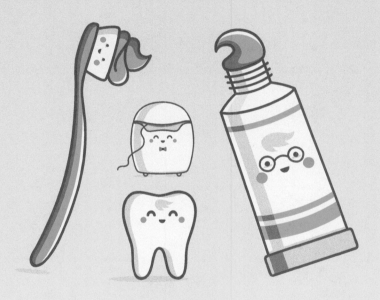

口 腔 疾 病 与 全 身 健 康

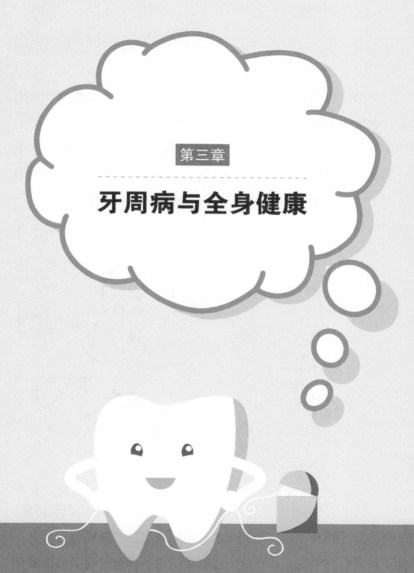

第三章

牙周病与全身健康

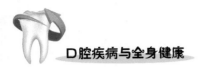

3.1 牙周病与糖尿病

牙周病是发生在牙齿周围组织的疾病，主要有牙龈炎和牙周炎，表现为牙龈肿胀、易出血、牙间隙增大，多发现牙周脓肿，牙槽骨破坏萎缩，牙齿松动、伸长、移位和脱落缺失。糖尿病是一种基于遗传与环境因素的人体慢性代谢与血管综合征，可影响牙齿周围组织的正常功能，引发牙龈炎和牙周炎等牙周组织疾病。牙周病被称为糖尿病的第 6 大并发症。

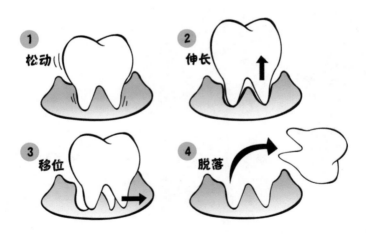

糖尿病可引起钙、磷代谢紊乱，致使骨质疏松，甚至吸收破坏，牙周部分牙槽骨也同样受到影响。糖尿病引起机体免疫力降低，如不注意口腔卫生，在口腔内已有牙菌斑、病灶情况下会诱发牙

周炎，甚至形成牙周脓肿。因此，糖尿病患者的牙周病发病率明显高于非糖尿病患者。

糖尿病是牙周病的一种危险刺激因素，糖尿病持续时间越长，则附着丧失、骨吸收发生越频繁且严重。Ⅱ型糖尿病发生牙周炎者比正常人多，其严重程度与血糖控制水平相关。

牙周病伴糖尿病患者的治疗措施包括局部治疗和全身治疗。局部治疗主要是：利用洁治（即洗牙）术维护口腔卫生，去除局部刺激物；利用药物对牙周袋及根面进行处理；利用手术清除牙周袋、固定松牙、拔除不能保留的患牙。全身治疗主要是选用抗生素、维生素等促使牙周组织修复及辅助改善炎症。

糖尿病患者在并发牙周病时，应积极治疗糖尿病，有效控制糖代谢，改善微循环，恢复牙周组织的正常功能。在治疗方面，目前主要是采取综合治疗方法，通过饮食、运动、药物和积极监测血糖治疗糖尿病。

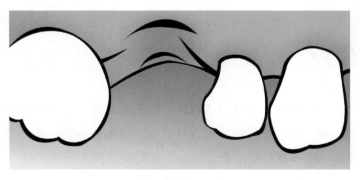

牙齿脱落缺失

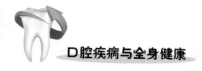

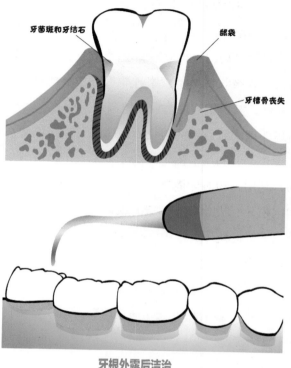

牙菌斑和牙结石

龈袋

牙槽骨丧失

牙根外露后洁治

3.2 女性激素水平变化可引起牙齿松动

　　女性的激素水平波动比较大，而它的波动也会对牙齿产生一定的影响。有些女性的牙齿在月经期、妊娠期容易发生炎症，甚至松动，这些都与雌激素波动有一定关系。

　　由于雌激素水平的波动，口腔环境也会发生变化。目前有研究显示，虽然女性可能比男性更注意口腔卫生，但两者的口腔健康情况相差并不大，这是因为雌激素分泌水平的变化，女性比男性更容易出现牙龈炎症、牙齿松动等问题。

那么女性在日常的生活中如何避免出现牙龈炎症、牙齿松动的问题呢？在雌激素波动的特定时期，要特别关注口腔的变化，主要注意以下几点：

◎ 保持良好的口腔卫生：早晚刷牙；用牙线及时清洁牙齿邻面。

◎ 出现以下症状，及时就医：刷牙时牙龈出血、牙龈红肿、口腔有持续异味。

◎ 定期口腔健康检查，半年到 1 年进行一次洁牙。

拥有一口整齐坚固的牙齿关乎于女性的美丽更甚于健康。然而在特殊时期，牙龈炎症易于发生，如不及时进行处理还会造成牙齿松动，甚至脱落。因此，在这些特殊时期，女性更应该保护好牙齿。

3.3　青春期少年易患牙龈炎

牙齿周围有 4 种组织：牙龈、牙周膜、牙槽骨和牙骨质。牙龈是大家最熟悉、也是唯一暴露在口腔中的组织。青春期龈炎是发生在青少年牙龈的慢性非特异性炎症，男女均可患病，但女性患者稍多于男性。

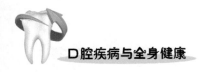

（1）青春期龈炎的病因

◎ 局部因素：菌斑是青春期龈炎的主要病因。在青少年阶段，由于乳牙、恒牙的交替，牙齿排列不齐，口呼吸及戴矫治器等原因，造成牙齿不易被清洁，加之该年龄段患者不易养成良好的口腔卫生习惯，易造成菌斑的滞留，引起牙龈炎。

◎ 全身因素：青春期少年体内性激素水平的变化，是青春期龈炎发生的全身因素。由于激素水平的改变，牙龈组织对菌斑等局部刺激物的反应性增强，产生明显的炎症反应，或使原有的慢性炎症加重。

（2）青春期龈炎的临床表现

◎ 牙龈出血：最常见的是刷牙或者咬苹果等硬物时出血，容易被误认为白血病等全身性疾病，一般没有自发性出血。

◎ 牙龈变色：正常的牙龈是粉红色的，发生炎症时变为鲜红或者暗红色。

◎ 口臭：口腔中发出难闻的气味。

（3）青春期龈炎的预防

◎ 使用软毛牙刷：软毛牙刷刷牙对牙齿、牙龈的健康有着至关重要的作用。

◎ 认真刷牙：进食食物后，软垢会附着在牙齿和牙龈的表面，如果不及时去除，就会导致牙龈发炎。由于激素水平的变化，青春期少年易患牙龈炎，因此更应该注意早晚刷牙。

◎ 定期洁牙：每半年至 1 年到医院进行一次洁牙，去除牙面上的牙石和菌斑。

　　◎　对于接受正畸治疗的青少年，更应注意保持良好的口腔卫生习惯，并在矫治过程中定期进行牙周检查和治疗。对于青少年口内存在的设计不科学、制作工艺差的修复体或矫正器，应及时予以纠正。

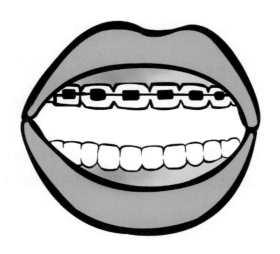

3.4　妊娠期间牙龈出血莫忽视

　　妊娠期龈炎指女性在妊娠期间，由于女性激素水平的变化，牙龈原有的慢性炎症加重，出现牙龈肿胀或形成牙龈瘤样改变，分娩后病损可自行减轻或消退。

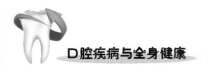

口腔疾病与全身健康

（1）妊娠期龈炎的病因

◎ 局部因素：菌斑微生物是妊娠期龈炎的直接病因。妊娠期的女性若不注意维护口腔卫生，致使牙菌斑、牙石在龈缘附近堆积，易引发牙龈炎症，若同时有食物嵌塞和设计不科学、制作工艺差的修复体存在，更易加重牙龈的炎症。

◎ 全身因素：妊娠期龈炎的发生，是由于妊娠期性激素水平，特别是黄体酮水平增高，牙龈对局部菌斑的刺激反应性增强，使牙龈原有的慢性炎症加重。

（2）妊娠期龈炎的临床表现

◎ 牙龈出血：最常见的就是吮吸或进食时易出血，以前牙区最严重。

◎ 牙龈变色：正常牙龈为粉红色，患上妊娠期龈炎时龈缘和龈乳头呈鲜红或暗红色，松软而光亮，或呈现显著的炎性肿胀、肥大。

◎ 溃疡：妊娠期龈炎严重时龈缘可有溃疡和假膜形成，此时可有轻微疼痛。

◎ 妊娠期龈瘤：发生于单个牙的牙龈乳头，前牙（尤其是下前牙）唇侧龈乳头较多见，多发生于个别牙排列不齐、菌斑容易堆积部位的龈乳头。色泽鲜红光亮或暗紫，表面光滑，质地松软，极易出血，严重时甚至妨碍进食。在分娩后，妊娠期龈瘤能逐渐自行缩小，但必须去除局部刺激因素才能完全消失，有的患者还需手术切除。

（3）妊娠期龈炎的预防

◎ 孕前进行详细的牙周检查，及时治疗原有的慢性龈炎。

◎ 整个妊娠期间都应注意保持良好的口腔卫生和牙周健康。

◎ 矫正排列不齐的牙齿，处理不良修复体及充填体。

◎ 注意在妊娠期间合理摄入营养，挑选质软、不需多嚼和易于消化的食物，以减轻牙龈负担，避免损伤。多食富含维生素的新鲜水果和蔬菜。

3.5　长期服用某些药物可引起牙龈增生

临床上常见部分服用降压药数年的患者，可表现为前牙区牙龈肿胀，牙龈触之较坚韧，但无触痛且平时刷牙无明显出血，这些症状属于药物性牙龈增生。

药物性牙龈增生是指长期服用某些药物引起牙龈的纤维性增生和体积增大。常与3类常用药物有关：抗癫痫药物（苯妥英钠）、免疫抑制剂（环孢素）、钙通道阻滞剂（硝苯地平、维拉帕米等）。有研究表明，牙龈增生的程度与牙龈原有的炎症程度和口腔卫生状况有明显关系，菌斑引起的牙龈炎症可能引起和促进药物性牙龈增生的发生。

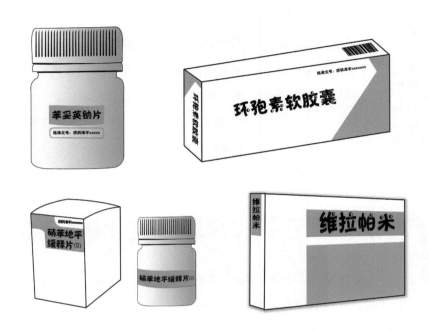

苯妥英钠片

环孢素软胶囊

硝苯地平缓释片(Ⅱ)

硝苯地平缓释片(Ⅱ)

维拉帕米

　　本病临床可见增生的牙龈从最初的小球状逐渐融合、增大，直到覆盖部分牙面。常发生于全口牙龈，但通常以前牙区增生最为明显，表现为牙龈体积增大，外观呈淡粉红色，质地坚韧，略有弹性，一般不易出血。但若患者不注意口腔卫生，由于假性牙周袋的形成及牙龈失去正常生理外形，使菌斑易于堆积，可合并牙龈炎症，造成刷牙或咬硬物时出血。严重者可覆盖大部或全部牙冠，妨碍进食、美观和口腔卫生。

　　一旦发现牙龈增生应及时咨询医师，一些症状较轻的患者可以通过洁治、刮治来清除菌斑、牙石，牙龈肥大状况可明显好转甚至消退。对于牙周治疗后效果不明显的患者应及时咨询医师，停药或调换其他药物，以减轻不良反应。若牙龈有明显炎症，可用3%过氧化氢液冲洗龈袋，并置入抗菌消炎药，待炎症减轻后再做进一步治疗。

对于牙龈增生明显的患者，经以上治疗仍不能完全消退者，可考虑行牙龈成形手术治疗。手术应选择在患者全身病情稳定时进行。术后若不停药和忽略口腔卫生，复发难以避免。

3.6　白血病的牙龈病损

虽然在临床上大部分牙龈出血是由牙龈炎引起的，但还是有个别病例的牙龈出血与白血病有关，牙龈出血可能是白血病患者发病的先兆。那么牙龈出血、肿胀怎么又会与白血病扯上关系呢？

白血病是一类造血干细胞异常的克隆性恶性疾病。其克隆中的白血病细胞失去进一步分化成熟的能力而停滞在细胞发育的不同阶段。在骨髓和其他造血组织中白血病细胞大量增生积聚并浸润其他器官和组织，同时使正常造血功能受抑制，临床表现为贫血、出血、感染及各器官浸润症状。其中牙龈是最易侵犯的组织之一，不少病例是以牙龈肿胀和牙龈出血为首发症状，患者常因牙龈肿胀、出血而首先就诊于口腔科，此时可能尚未出现明显的

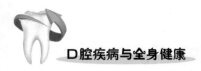

全身症状。

　　临床上如何区分牙龈出血是源于牙龈炎还是白血病呢？牙周炎症引起的牙龈出血，通常可见明显的牙龈红肿、牙结石、牙周袋等牙周疾病伴随特征。白血病引起的牙龈出血一般为自发性出血，牙结石及牙周袋不明显。

　　牙龈肿胀者常见于急性髓性白血病，而急性髓性白血病多见于儿童或青年，起病较急，可表现为乏力，不同程度发热，有贫血及显著的口腔和皮下、黏膜自发出血现象。口腔表现多为牙龈进行性肿大，波及牙龈乳头、龈缘和附着龈。肿胀的牙龈外形不规则，呈结节状，颜色暗红发绀或苍白，组织松软脆弱或为中等硬度，表面光亮。若再出现全身的其他症状，如乏力、不同程度发热、贫血、局部和全身的淋巴结肿大，应及时到血液科确诊。

　　根据上述典型的临床表现，及时做血细胞分析及血涂片检查，发现白细胞数目及形态的异常，便可做出初步诊断，骨髓检查可明确诊断。

3.7　牙龈出血

　　牙龈出血是口腔科常见症状之一，是指牙龈自发性或由于轻微刺激引起的少量出血。轻者表现为吮吸、刷牙、咀嚼较硬食物时唾液中带有血丝，重者在牙龈受到轻微刺激时即出血较多，甚至出现自发性出血。

由牙龈炎或牙周炎引起的牙龈出血，都可以发现菌斑或牙石等局部刺激，主要表现为在刷牙、进食、吮吸时，牙龈的毛细血管破裂而出现渗血，血量少，多在唾液中可见有血丝或所食用食物上及牙刷刷毛中有血液染色，经过冷水含漱后可自行停止。

部分牙龈出血是由于全身性疾病所引起的，这类牙龈出血往往是全身疾病的临床症状之一，例如血友病等出血性疾病，由于严重凝血障碍，常表现为牙龈出血或拔牙后出血不止，用一般的止血方法不易止住。血友病患者终生有自发的、轻微损伤引起的、手术后长时间的出血倾向。

阿司匹林和华法林是使用较多的口服抗凝血药物。临床上长期服用这些抗凝血药物的患者口内常无明显牙石及牙菌斑，但可表现为轻微刺激即引起牙龈大量出血，或者无任何刺激时牙龈出血，出血范围广泛，量多且不易止住。因此，长期服用抗凝药物应警惕各种出血并发症，如牙龈出血、尿血、皮下出血、鼻出血等。

对于急性牙龈出血，首先要应急止血，如填塞、压迫出血部位。对可疑因长期服用抗凝药物导致的牙龈出血，要给予足够的重视，及时就医行相关检查，如有异常，应及时与专科医师沟通调整抗凝药用量，用药疗程中应复诊并到专科检查；对血友病等全身系统性疾病引起的牙龈出血，应及时就诊，排除口腔问题，然后请内科医师详细检查，找出引起出血的病因，对因治疗。

由于牙龈炎症导致的牙龈出血，应注意养成良好的口腔卫生习惯：

◎ 坚持早晚刷牙，学习正确的刷牙方式，确保良好的刷牙效果。

◎ 坚持使用牙线。

◎ 用餐后漱口，牙龈发炎的患者可以使用漱口水。

◎ 定期到医院洁牙。若是牙周病的患者，要进行系统的牙周治疗。

3.8 牙周炎与动脉粥样硬化

在我们日常生活中，牙周炎并不陌生，周围很多人都受到牙周炎的困扰。牙周炎作为一种口腔疾病，不仅危害口腔健康，而且会引发并促进一些全身疾病的发生发展，其中就包括中老年人最大的杀手之———心血管疾病。

动脉粥样硬化是心血管疾病主要的病理基础，主要表现为动脉血管内的脂质沉积，形成粥样硬化斑块，严重的动脉粥样硬化斑块破裂会引发血管栓塞，甚至导致缺血性脑卒中、心肌梗死发生，而相关研究表明，在有动脉粥样硬化的血管及动脉斑块中都能检测到牙周致病菌的存在，是支持慢性牙周炎与动脉粥样硬化相关的有力证明。

有数据显示，一位中度牙周炎患者牙周袋内的溃疡面积总和约为 $72cm^2$，简单地形容就是相当于成人一只手掌大小，而重度的则相当于两只。炎症反应是动脉粥样硬化的始动因素，而牙周病作为口腔最常见疾病和高发病，其牙周袋内存在大量的致病菌，大面积的溃疡使细菌及其毒素易于进入血液循环，引发全身或局部血管的炎症反应，这些炎症反应就可能作为动脉粥样硬化的催动因素，而进一步导致动脉粥样硬化的发生和发展。

专家指出，现代医学界普遍把牙周病视为心血管的危险因素，并且在心血管疾病，如急性心肌梗死、冠心病等疾病的预后中，牙周病也扮演了重要的角色。有心肌梗死病史且患有牙周病的患者应当定期进行体检，从而尽可能地避免心血管疾病病情的反复和恶化。

那么应当如何预防牙周病呢？饭后漱口并使用牙线、选择合适的牙刷、学习掌握正确的刷牙方式、养成保持口腔清洁的习惯、定期进行专业的口腔检查、当发现口腔问题及时就诊等都是预防牙周病的好办法。

3.9　牙周炎与早产、低体重儿

早产和低出生体重儿的发生受多种因素的影响，如孕妇急慢性疾病、子宫畸形、遗传、社会心理、营养、产前护理、吸烟习惯等因素。近年来，有学者发现妊娠期牙周病与早产和低体重儿有着密切的关系，并且这些因素间可相互作用和相互影响。

　　牙周病是人类口腔最常见的慢性感染性疾病，也是育龄期女性常见的口腔疾病之一。妊娠期由于激素和血管的改变使孕妇比其他人更容易罹患牙龈炎和牙周炎，而研究发现牙周病变越严重，新生儿体重越轻。并且牙周病孕妇的并发症如细菌性阴道炎、胎儿发育迟缓、胎膜早破等的发生率明显高于牙周健康的孕妇。

　　我国孕妇牙周病患病率较高，但由于存在对孕期治疗牙周病安全性的顾虑，许多孕妇放弃了孕期治疗，疾病不能得到及时控制，严重影响孕妇的身心健康及胎儿的发育。因此，备孕女性应在妊娠前做好口腔检查，学习口腔保健知识，保持口腔卫生，从而降低早产和低体重儿的发生率。

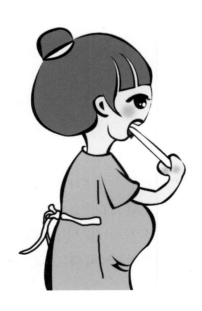

3.10　牙周炎与老年痴呆症

我们俗称的老年痴呆症，学名为阿尔茨海默病（AD），在老龄化社会中越来越常见。阿尔茨海默病的特点是渐进的记忆力下降，思维迟缓，语言和学习能力减弱，并最终导致死亡。全球已经有超过 3700 万人深受该疾病的困扰，而 65 岁以上的人有着相当高的患病可能性。此外，高血压和阿尔茨海默病家族史是阿尔兹海默病的危险因素。

牙周炎是一种长期慢性感染性疾病，根据世界卫生组织的统计，有 5%～20% 的老年人（年龄 ≥ 65 岁）患有牙周疾病。如果牙周炎不及时治疗，会导致牙石堆积增多、牙龈红肿发炎加重、

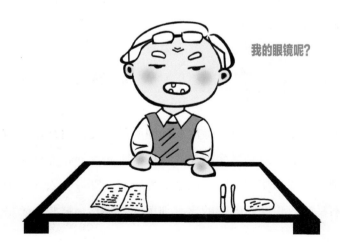

我的眼镜呢？

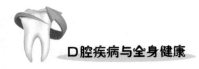

牙槽骨吸收、牙齿逐渐松动并最终脱落。学者已经证明牙周炎影响着多种系统性疾病，如心血管疾病、类风湿性关节炎、糖尿病等，并且越来越多的证据显示了牙周炎和阿尔茨海默病的联系。

自 20 世纪 70 年代，口腔来源的菌血症已被广泛认知。在慢性牙周炎中，牙菌斑堆积，牙周血管和上皮增生，为病原菌的附着提供较大的表面，有利于微生物进入血液，从而导致牙龈炎症显著增加。而口腔细菌可以通过全身血液循环到达大脑，成为阿尔茨海默病的致病因素之一。最近的流行病学、微生物学和病理学研究结果提示，口腔细菌加强了牙周病和阿尔茨海默病的联系，证实牙周致病菌是阿尔茨海默病的病因之一。

随着世界人口老龄化水平的提高及人类寿命的延长，阿尔茨海默病的发病率逐年增加。重视牙周炎与阿尔茨海默病之间的关联，探讨牙周炎致阿尔茨海默病的可能机制，将为预防和治疗阿尔茨海默病提供新的办法。

3.11 牙周炎与呼吸道疾病

肺炎是指终末气道、肺泡和肺间质的炎症，由细菌、病毒、真菌、寄生虫等致病微生物及放射线、吸入性异物等理化因素引起的常见呼吸道疾病，临床以吸入性肺炎多见。吸入性肺炎的诱因一般是吸入口腔、咽部的含有细菌的分泌物，这些分泌物大多来自口腔疾病，最常见的是龋齿，其次是牙周炎和牙龈炎，小部分分泌物来自扁桃腺炎及鼻窦炎等。

口腔与呼吸系统有着密切的关系。大多数老人患肺炎，与口腔内的细菌进入气管有关，引起肺炎的病菌与口腔内的细菌基本相同，口腔内的细菌一旦在睡眠时或其他不经意的情况下和唾液一起进入气管，经过一段时间的繁殖，便会引发肺炎。

随着年龄的增长，老年人机体免疫力出现不同程度的下降，身体各器官的协调出现异常，口腔自净能力随之减弱；不良的口腔卫生状况、不洁的义齿、龋洞及齿周间隙的感染，使口腔内的细菌易于引起呼吸系统的严重疾病。尤其是卧床不起的老人，护理者大都忙于照顾日常饮食、排泄及体表卫生，很少顾及到口腔健康状况，这使口腔往往成为病菌的密集场所，极易引发肺炎。

那么，老年人在生活中应通过刷牙、漱口等方式保持口腔洁

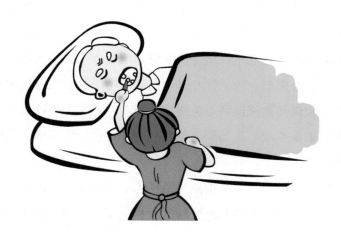

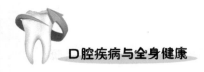

净；若患有口腔疾病应及时治疗；若戴有义齿应经常清洗。对于重症及卧床的老人，护理者应帮助其进行口腔护理。注意老人的口腔护理，减少口腔内致病菌是预防肺炎的重要措施，对维护老人机体健康、延长老人生命具有特殊意义。

3.12 牙周炎与感染性心内膜炎

感染性心内膜炎指在一定条件下因细菌、真菌和其他微生物（如病毒、立克次体、衣原体、螺旋体等）直接感染心脏而产生心瓣膜或心室壁内膜的炎症。细菌性感染是引起该病的主要原因，因此，防治细菌性疾病是预防心内膜炎发病的重要前提。

口腔中存在着大量的细菌，在正常情况下对人体并没有危害，但如果机体出现免疫力下降时，某些细菌则会毒力增强，危害人体。感染性心内膜炎与口腔感染有关，口腔内的许多细菌容易随着拔牙、洗牙或刷牙等导致的创口侵入到血液中。大部分细菌不会长时间留在血液中，机体的免疫系统很快会将细菌清除。但少数风湿性心脏病、先天性心脏病患者，由于心脏瓣膜病损或结构改变，细菌随血液流到心脏瓣膜并附着。老年人患该病的风险会增大，如果出现心脏瓣膜钙化和心肌纤维化，细菌很容易粘附在老化的心内膜上。

对于口腔中存在的细菌感染性疾病一定要及时治疗，控制原发疾病。而对于那些心脏疾病患者和老年人来说，任何时候都要

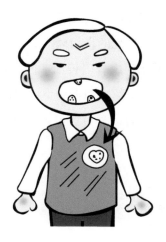

警惕口腔疾病的发生。这类人群在行口腔专科治疗前，特别是拔牙手术，应该在医师指导下，术前 2 ～ 3 天开始使用足量的抗生素（如青霉素、链霉素等），预防菌血症，防止心内膜炎的发生。

3.13　牙周炎与脑梗死

纽约大学的研究人员曾经在一项千人调查中发现：牙周疾病与脑梗死之间存在相关联系，牙周疾病中的细菌随血运循环，进入脑血管破坏血管壁，或通过某种途径进入脑血管形成栓塞，从而导致脑梗死。

牙周病患者的口腔相当于一个持续性的细菌库，处于活动期时，牙周袋中的细菌可在咀嚼或刷牙时进入血流，引起短暂的菌血症，并可不断诱发机体产生免疫反应，使机体处于慢性持续性隐性感染状态，增加脑梗死的患病风险。

另一方面，脑梗死的患者因行动不便，自理能力差，口腔卫生较一般牙周炎患者差，故牙周炎的炎症程度也有增大的趋势。

总之，尽管脑梗死有多种可能原因，规范的牙周治疗有助于降低脑梗死的发生率。

3.14 牙龈瘤的遗传因素

遗传性牙龈瘤是一种罕见的以牙龈组织缓慢、渐进增生为特征的良性病变。患者多有家族史，也可散发，遗传方式以常染色体显性遗传为主，少数隐性遗传。发病率约为 1/175 000，无性别差异。

其临床表现为：牙龈增生严重，通常波及全口牙龈。可同时累及附着龈、游离龈和牙间乳头，唇舌侧龈均可发生，常覆盖牙面 2/3 以上，以致影响咀嚼，妨碍恒牙萌出。增生龈表现呈结节状、球状、颗粒状，龈色粉红，质地坚韧，无明显刺激因素。在增生的基础上若有大量菌斑堆积，亦可伴有牙龈的炎症。增生的牙龈组织在牙脱落后可缩小或消退。

由于遗传性牙龈瘤具有高度复发性，通过多次手术切除来维持正常的牙龈形状是很有必要的。在制订治疗计划时，应考虑到美观和功能的需求，尤其是从青春期开始发病的患者。与成人相比，遗传性牙龈瘤的复发更多见于儿童及青少年。另外，过度的正畸治疗很可能会加剧患者牙龈的肿大。目前对大量增生组织的切除方法主要有 3 种：传统牙龈手术刀、电刀和激光手术。其中激光手术有助于血管凝固、汽化组织，并且由于激光的抗菌性能，该手术方法能更好地促进伤口愈合。

3.15 牙周炎与掌趾角化 – 牙周破坏综合征

掌趾角化 – 牙周破坏综合征为一种较为罕见的常染色体隐性遗传性疾病，患病率为 1 ~ 4/1000 000，由法国人 Papillon 和 Lefèvre 于 1924 年首次报告。该病以早发的乳牙、恒牙牙周组织快速严重的破坏和掌趾、膝盖、肘部的皮肤过度角化为特点，故由此得名。患者全身一般健康，智力正常，根据临床观察结果，本病多发于有近亲结婚史的家庭。

本病详细的病因及致病机制尚未完全清楚，但研究发现，遗传因素、免疫因素及牙周破坏相关的口腔微生物与本病的发生、发展有密切关系。皮肤病损及牙周病变常在患儿 4 岁前共同出现。皮肤病损包括手掌、足底、膝部及肘部局限的过度角化及鳞屑、皲裂，大多左右对称，冬季可加重，伴多汗和臭汗。牙周病损表现为重度且早发，在乳牙萌出不久即可发生，有深牙周袋、牙周溢脓、口臭，在 5 ~ 6 岁时乳牙即相继脱落，待恒牙萌出后又按萌出顺序发生牙周破坏，常在 10 多岁时自行脱落。

对于皮肤病损的治疗以局部涂擦抗感染抗角化药物为主，如

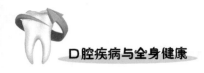

类固醇类和水杨酸，需长期使用，并应注意不良反应。本病患者牙周破坏严重，常规的牙周治疗效果不佳，多采用局部和全身联合治疗。近年来有学者报道对幼儿可将其全部乳牙拔除，当恒切牙和第一恒磨牙萌出时，再口服 10 ～ 14 天抗生素，可防止恒牙发生牙周破坏。若患儿就诊时已有恒牙萌出或受累，则将严重患牙拔除，重复多疗程口服抗生素，同时进行彻底的局部牙周治疗。在此情况下，有些患儿新萌出的恒牙可免于患病。乳牙缺失后，应及时制作间隙保持器或活动义齿修复，以保持间隙及恢复咀嚼功能，防止颌骨发育不足。恒牙缺失，待炎症控制后，应及时修复缺牙间隙，可以考虑活动修复或种植修复。

3.16 牙周炎与骨质疏松

牙齿松动可由多种原因引起，牙周炎是最常见的引起牙齿松动的因素。但有些患者，牙齿松动、脱落很多，而口腔内既无牙周病也无其他口腔疾病，这时就要考虑全身因素，如骨质疏松症。骨质疏松症是一种系统性骨病，其特征是骨量下降和骨的微细结构破坏，表现为骨的脆性增加，因而骨折的危险性大为增加，即使是轻微的创伤或在无外伤的情况下也容易发生骨折。牙齿松动有时可反映人体内骨骼的情况，当患有骨质疏松症时，全身骨矿含量下降，可引起下颌骨的萎缩及牙槽骨吸收。

患有骨质疏松症的人很多，有相当一部分患者在出现腰背痛或骨折等症状前，就有牙齿松动、脱落的现象。这些患者在发生牙齿松动时如果能关注到骨骼，及时去骨质疏松专科诊治，可尽量避免骨折等严重后果发生。

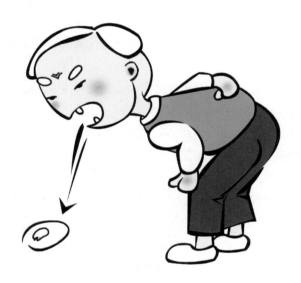

　　全身骨质密度与口腔内牙齿存在一定关系，特别是对牙齿的松动、脱落产生一定的影响。随着年龄的增长，要预防牙齿的松动、脱落，不但要注意口腔常规的保健与治疗，还应关注全身骨质含钙水平，及时补钙，尤其是老年人及绝经后女性。

　　目前骨质疏松患者群越来越年轻化，想要预防骨质疏松，可以从调节饮食习惯做起，在日常生活中尽量减少饮用咖啡、碳酸饮料，多喝纯净水、牛奶等饮品，避免体内钙质的流失。

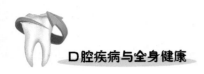

参考文献

[1] 张正，张莉，郑友丽，等．牙周感染对脑梗死患者 APP 及 IL-6 水平的影响．口腔医学研究,2016,32(2):150-153.

[2] 王丙娜，陈青，续彩霞，等．不良口腔卫生与动脉粥样硬化关系的初步探讨．中国实用口腔科杂志,2016,9(3):161-165.

[3] 搜狗百科．牙龈出血 [EB/OL] [2016-12-23]baike.sogou.com.

[4] Cerajewska TL, Davies M, West NX.Periodontitis: a potential risk factor for Alzheimer's disease.Br Dent J,2015,218(1):29-34.

[5] 黄旭映，张宝生．检测同型半胱氨酸、血脂对冠状动脉粥样硬化的临床意义．中国卫生检验杂志,2014(9):1285-1286.

[6] 龚瑜，汪银珍．糖尿病与牙周病关系的临床研究．中国糖尿病杂志,2014(1):65-67.

[7] Noble JM, Scarmeas N, Papapanou PN.Poor oral health as a chronic, potentially modifiable dementia risk factor: review of the literature.Curr Neurol Neurosci Rep, 2013,13(10):384.

[8] 张正，郑友丽，张莉，等．牙周炎与脑卒中危险性．口腔医学研究,2012(5):498-499.

[9] 刘蕾，徐燕．孕期牙周健康与早产低体重儿之间关系的研究进展．安徽医药,2012,16(1):109-112.

[10] 刘玉凤，柯杰，赵桂芝．牙周病与糖尿病关系的研究进展．中华老年口腔医学杂志,2010(3):180-183.

[11] 徐金龙，朱宁湖，胡庆．早产与牙周疾病关系的巢式病例对照研究．中华口腔医学研究杂志（电子版）,2009(5):53-55.

[12] 沈达, 郝玉庆. 口腔微生物及口腔治疗与感染性心内膜炎的关系. 现代口腔医学杂志,2009(4):423-426.

[13] Di Bona D, Plaia A, Vasto S,et al.Association between the interleukin-1beta polymorphisms and Alzheimer's disease: a systematic review and meta-analysis.Brain Res Rev,2008,59(1):155-163.

[14] 张明珠, 梁景平. 口腔致病菌与动脉粥样硬化的研究进展. 国际口腔医学杂志,2008,35(1):22-25.

[15] Tang XL, Meng HX, Zhang L,et al.Effect of 17-beta estradiol on the expression of receptor activator of nuclear factor kappaB ligand and osteoprotegerin of human periodontal ligament cells during their osteogenic differentiation.Beijing Da Xue Xue Bao,2007,39(1):50-53.

[16] 梁秋羽, 梁艳楠, 张静, 等. 牙周病与自然流产、早产的相关性研究. 齐齐哈尔医学院学报,2007,28(10):1197-1198.

[17] 裴宇恒, 张秀清, 王周南. 脑梗塞患者并发牙周炎牙龈组织肥大细胞的分布、组织化学与超微结构的研究. 深圳中西医结合杂志,2006,16(1):21-24.

[18]Coletta RD, Reynolds MA, Martelli-Junior H,et al.Testosterone stimulates proliferation and inhibits interleukin-6 production of normal and hereditary gingival fibromatosis fibroblasts.Oral Microbiol Immunol,2002,17(3):186-192.

[19] Bradding P, Feather IH, Howarth PH,et al.Interleukin 4 is localized to and released by human mast cells.J Exp Med,1992,176(5):1381-1386.

[20] Walsh LJ, Trinchieri G, Waldorf HA,et al.Human dermal mast cells contain and release tumor necrosis factor alpha, which induces endothelial leukocyte adhesion molecule 1.Proc Natl Acad Sci U S A,1991,88(10):4220-4224.

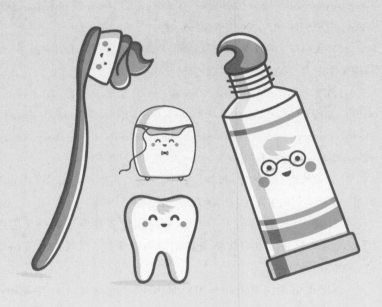

口 腔 疾 病 与 全 身 健 康

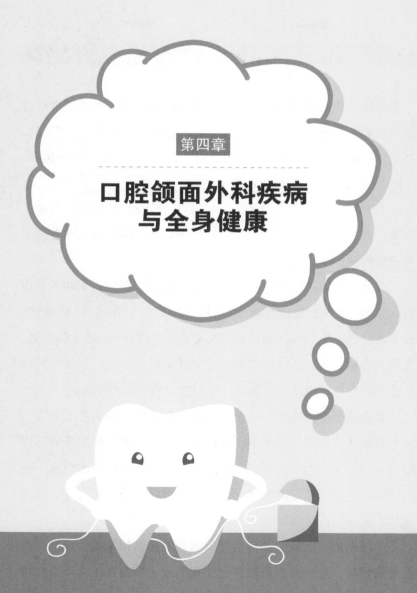

第四章

口腔颌面外科疾病与全身健康

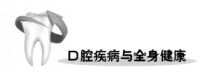

4.1　着凉后可导致面瘫

面瘫俗称面神经瘫痪（即面神经麻痹），是以面部表情肌群运动功能障碍为主要特征的一种疾病。它是一种常见病、多发病，不受年龄限制。一般症状是口眼歪斜，患者往往连最基本的抬眉、闭眼、鼓嘴等动作都无法完成。

引起面瘫的原因有很多，如：感染、特发性（疲劳、着凉）因素、肿瘤、神经源性因素、创伤性因素等，但是特发性着凉是导致面瘫的一个重要因素。

在天气转凉或睡觉时，如果不注意保暖，在空调下或者是窗前吹凉风，面瘫就会趁虚而入，出现"歪嘴巴""吊线风"等症状。有调查显示，有53%的面瘫患者头部有受到过冷风、冷水等刺激，尤其是在睡觉时，人体的免疫力正处在最低点，遇冷刺激后面神经的营养血管发生痉挛，导致面神经缺血水肿而引发面瘫。

因着凉引起的面瘫一般起病急骤，许多患者睡前并无异常，但早晨起床洗漱时突然发现不能喝水和漱口。患者照镜子时可以看到一侧口角下垂，上下唇和眼睑不能闭合，喝水时水会从一侧口角漏下，用力闭眼时眼球会转向外上方。此外，额头的皱纹消失和不能皱眉也是面瘫的重要症状。

一般来说，面瘫的最佳治疗时间是发病后第1周，即患者在发现病情后，应立即到医院接受正规治疗，多数在1～4个月内可以治愈，也有部分患者不能完全恢复。值得注意的是，在发生面瘫后的前 1 ～ 2 周内应尽量避免使用强烈针刺、电针等治疗方式，以免加重病情。

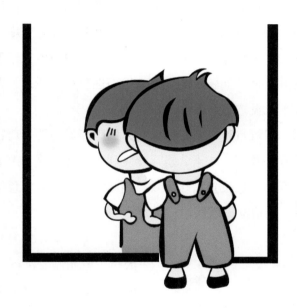

4.2　冬、春季儿童易发流行性腮腺炎

　　流行性腮腺炎简称流腮，具有一定的传染性，一年四季均可发生，但常常流行于冬、春两季，一般一次感染后可终身免疫。5 ～ 15 岁的儿童、青少年是流腮发病的主要人群，家长们在生活中要格外注意，流腮流行期间提醒儿童、青少年避免到

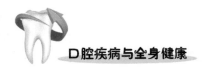

人群密集的公共场所活动。

流腮是由腮腺炎病毒侵犯腮腺引起的急性呼吸道感染性疾病，患者是传染源，飞沫吸入是主要传播途径。流腮主要表现为一侧或两侧耳垂下肿大，肿大的腮腺常呈半球形，以耳垂为中心，边缘不清，表面发热有触痛，张口或咀嚼时局部感到疼痛，可有发热、乏力、厌食等全身症状。严重者可侵犯中枢神经系统，引发严重的并发症，如脑膜炎、儿童后天性获得性耳聋，男性患者还可并发睾丸炎，导致男性不育症。

流腮一般可自行痊愈，目前尚无抗腮腺炎的特效药物，最新抗病毒治疗药物有干扰素、病毒唑（利巴韦林）等。由于流腮是由病毒引起的，抗生素治疗无效，因此家长们切莫着急给孩子服用抗生素，而应立即就医。

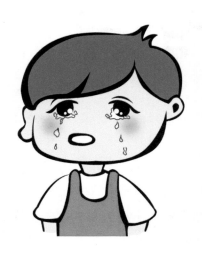

目前治疗流腮主要是对症治疗，患儿需要进行一定的隔离，注意保持口腔卫生，饮食以流质或软食为宜，多喝水，少吃酸性食物，以免加重腮腺负担。

接种疫苗是预防流行性腮腺炎最有效的方法。平时养成良好的个人卫生习惯，做到"四勤一多"：勤洗手、勤通风、勤晒衣被、勤锻炼身体，多喝水。家长应多学习流行性腮腺炎的防治知识，提高儿童自我保护能力和防病意识。

4.3　舍格伦综合征可引起口干、眼干

舍格伦综合征，又称干燥综合征，是一种自身免疫性疾病，具体发病机制不明确，目前没有有效的根治方法，多采用对症治疗。

口腔中有数不清的大小腺体，像一台精密的机器一样，每天维持 1000 ~ 1500mL 的唾液分泌，这些唾液有着润滑口腔、清洁牙齿、协助初步消化食物、吞咽食物的作用，与口腔的一切功能息息相关。但舍格伦综合征患者因腺体被破坏，唾液分泌减少，初期会感觉到口干舌燥，口内黏黏腻腻，比患病以前更容易患龋齿；患者还会自觉黏膜灼痛，味觉功能减退，严重时可影响吞咽及发音功能。除此之外，面部腮腺所在的部位还会反复肿胀，影响美观，轻压有疼痛感。

除了口腔的表现外，眼睛也会因为腺体被破坏出现一系列症状，患者自觉眼睛干涩，容易疲劳，有沙粒进眼的异物感或轻微的刺痛。而继发性的舍格伦综合征除了腺体的破坏以外，还会并发各种系统性疾病，如类风湿性关节炎、硬皮病及多发性肌炎等。

虽然舍格伦综合征目前没有治愈的方法，但出现症状的患者还是需要尽早就医，以防病情进一步发展。

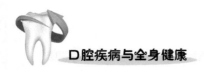

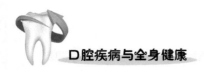口腔疾病与全身健康

4.4　孕期服用过量维甲酸可导致胎儿颌骨发育不全

维甲酸是一种皮肤、黏膜疾病的常用药，多用于治疗痤疮、银屑病、扁平苔藓等疾病，在临床上使用维甲酸的时候，医师须嘱咐适龄女性应停用维甲酸 3 ~ 6 个月后再进行妊娠，这是为什么呢?

原来，维甲酸在人体内代谢时会产生一种中间产物，叫全反式维甲酸，会影响胚胎发育和胎儿组织器官的形成。过量使用维甲酸，将会导致胎儿神经管、心脏及颜面部等多种畸形的发生。

已有研究证实，全反式维甲酸能够诱导哺乳动物形成颌面部发育畸形，如腭裂、面横裂、上下颌骨发育不足、小头畸形等颅颌面的发育畸形。所以建议女性在孕前停用维甲酸相关药物。

4.5　牙齿咬合异常可导致头痛耳鸣

头痛及颌面部疼痛可以由牙源性、神经源性、耳鼻源性、血管性等原因引起，国内外有文献报道牙源性头痛常被误诊为偏头痛或血管神经性头痛的病例。

牙齿咬合异常是引起头晕耳鸣的一个原因。牙齿磨耗后，正常的口腔关节结构逐渐发生改变，咀嚼、说话时压力也逐渐增大，而口腔后部紧挨着耳道，耳道神经血管受压迫就会产生耳鸣，随之牵扯到头部神经，导致头痛。

在正常情况下，每颗牙齿都有自己的咬合部位，上下牙齿之间存在着严格的对应关系，如果牙齿排列不齐会导致异常的咬合关系。牙齿咬合过程实际上是颞下颌关节运动过程，由于牙齿咬合异常，颞下颌关节的关节头和关节凹相对位置出现异常，导致关节病变。颞下颌关节正位于耳的前下方，该区域内有多条脑神经通过，其中支配牙齿、咀嚼肌和颞下颌关节的三叉神经，也发出分支支配耳部的皮肤、黏膜、肌肉及部分腺体，所以牙齿咬合异常、咀嚼肌痉挛和颞下颌关节病变都可能引起耳部咽鼓管和鼓膜张肌的活动异常，而出现听觉障碍、耳鸣、头晕等症状。咬合重建后就能有效松解口腔内关节腔的压力，头痛耳鸣、肌肉酸痛等现象也能随之消失。

4.6　唇腭裂的综合序列治疗

唇腭裂的综合序列治疗是由多个学科（包括口腔外科、口腔正畸科、整形外科、耳鼻咽喉头颈外科、语音治疗科等）的专家共同协作，制定出适合每个不同患者的治疗计划及具体实施时间表。

（1）治疗阶段：一般来说，整个治疗分为以下 5 个阶段。

◎ 手术前处置。医师要对患儿进行登记，以便以后进行长期随访。妇产科和儿科医师对患儿进行全面体检，并解答有关问题，指导家长学习正确的喂养方法，告知患儿家长在整个唇腭裂序列治疗过程中的注意事项。

◎ 唇裂修复手术。一般单侧唇裂修复手术在患儿 3 ~ 6 个月进行，而双侧唇裂手术多在 6 ~ 12 个月进行。

◎ 腭裂修复手术。大多选择在患儿 12 ~ 18 个月时进行。

◎ 手术后处置。虽然这时腭部的裂隙已修复，但可能患儿的发音还带有浓重的鼻音，术后半年之内应检查患儿的发音状况，并在早期进行语音训练，若发音仍未明显改善，到患儿 4 ~ 5 岁可考虑做二次咽成形术。另外，唇腭裂患儿往往伴有牙齿不齐的情况，可进行牙齿的正畸治疗。

◎ 颌骨及面部继发畸形的治疗。对于严重唇腭裂患者，9 ~ 11岁是进行牙槽骨裂植骨修复的理想年龄。另外，由于手术很难一次性满意地矫治所存在的鼻唇和颌骨继发畸形，应在患儿生长发育完成后（男性 17 ~ 18 岁，女性 15 岁）进行二次整复手术。

（2）治疗参考时间与流程。

◎ 唇裂修复术：3 ~ 6 个月时。

◎ 腭裂修复术：1 ~ 2 岁。

◎ 牙槽突裂修复术：9 ~ 11 岁。

◎ 腭咽成形术：5 ~ 6 岁。

◎ 鼻唇畸形治疗：13 ~ 15 岁。

◎ 颌骨发育畸形治疗：18 岁以后。

◎ 正畸治疗：12 ~ 14 岁，牙槽突裂植骨术前后。

◎ 语音治疗：4 ~ 6 岁。

◎ 心理治疗：伴随患儿心理发育而定。

◎ 耳鼻咽喉头颈外科治疗：腭裂修复术前后。

并非每位患儿都要接受以上全部的治疗，治疗过程中须视具体病情因人而异。

唇腭裂的治疗过程贯穿患儿的整个生长发育期，除了手术治疗之外，还需对患儿进行术后的语言训练和心理发育的干预，特别是在生长发育的过程中，患儿的家长一定要有信心和动力，关注患儿的认知发育、自我评价、人格发育、人际关系及社会心理发育等问题。

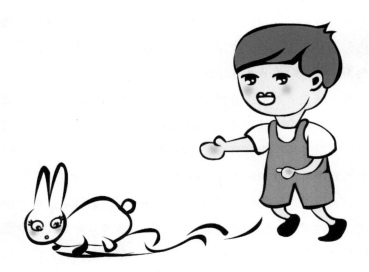

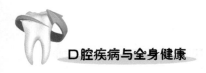

4.7　压力过大／抑郁症可导致颞下颌关节紊乱综合征

当人们在进行咀嚼食物、打哈欠等张口过大的动作时，耳屏前关节区域出现弹响，并出现局部酸胀或疼痛甚至头痛等情况时，就要警惕颞下颌关节紊乱综合征。

在临床上，抑郁症与颞下颌关节紊乱综合征同时患病的现象比较普遍，尤其是以女性人群较多。研究发现，人们精神压力过大、罹患抑郁症容易引起咀嚼肌痉挛和功能紊乱，进一步导致颞下颌关节紊乱综合征的发生。其中，精神压力过大会导致咀嚼肌长期处于紧张状态，久而久之咀嚼肌发生酸痛、肌功能失调的症状，进一步导致关节区出现器质性损伤。

从内分泌调节角度分析，精神压力过大、抑郁症等都会使人体内分泌调节轴的调节失常，而调节轴调节的物质分泌代谢失常则会影响颞下颌关节紊乱综合征的发生、发展。

颞下颌关节紊乱综合征早期多选用保守治疗，医师会叮嘱患者进行自我调节：放松情绪，放松颈、背部肌肉，少说话，用毛巾局部热敷并用手指轻轻按摩酸痛区域。如果在自我调节后症状没有得到缓解，就需要进行专科治疗。

总而言之，我们应认识精神因素对颞下颌关节紊乱综合征的作用，保持健康、开朗的心态，尽早治疗精神方面的疾病，预防性地佩戴𬌗垫能减少颞下颌关节紊乱综合征的发生。

4.8　孩子牙齿撞掉了怎么办

牙齿被撞掉是牙脱位的通俗说法。据统计，约有 25% 的学龄儿童遭遇过牙外伤，牙外伤表现形式多种，牙脱位是其中一种常见表现。牙再植是牙脱位最理想的治疗方式，如治疗及时（一般认为在牙脱位后 30 分钟内完成再植），可发生牙周膜愈合，获得良好的预后。但是，由于我国的口腔卫生安全知识普及率较低，许多家长都不知道当孩子发生牙外伤的时候该怎么及时处理，错过了最佳治疗时机。

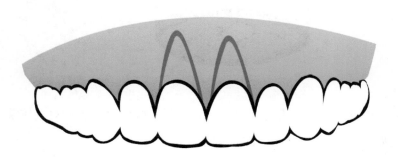

当孩子的牙齿被撞掉时，家长应及时手持牙齿的牙冠，尽量避免触碰牙根，在流动水下冲洗污染物，冲洗时间不超过 10 秒，冲洗后将牙齿轻轻放回牙槽窝，及时送诊，这能大大提升牙再植

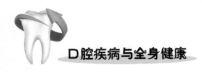

的成功率。若牙齿表面污染严重，无法清洗干净，可将牙齿浸泡于牛奶或者生理盐水中，亦可含于口中，将孩子及时送诊。切记不应该让牙齿在牙槽窝外干燥保存，这会使得牙根表面的活性组织、细胞迅速死亡，降低牙再植的成功率。

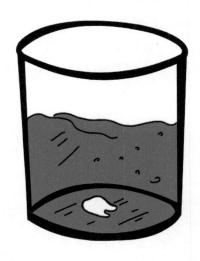

因此，家长、老师面对学龄儿童牙齿脱位时应该针对具体情况做相应处理，及时送诊是关键。

参考文献

[1] 陈沐, 杨旭, 刘学, 等. 全反式维甲酸对小鼠颅颌面部发育影响的研究. 实用口腔医学杂志,2015(6):748–752.

[2] 曾晓莉, 张立霞, 李存荣, 等. 上海市 12 岁儿童家长对外伤全脱位牙应急处理认知的调查. 口腔医学,2015,35(6):480–483.

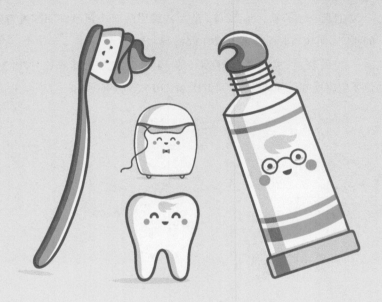

Take Good Care of Your Teeth

口 腔 疾 病 与 全 身 健 康

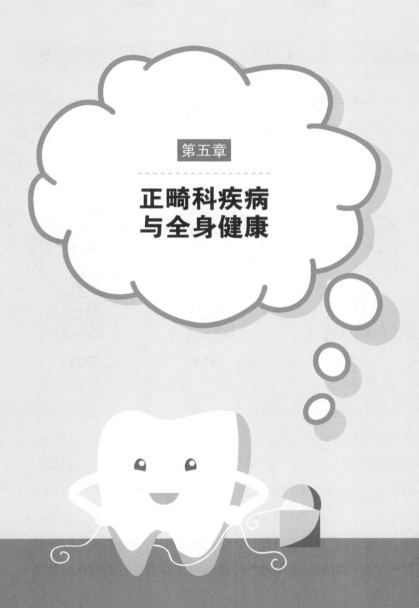

第五章

正畸科疾病
与全身健康

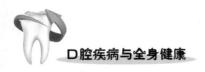

5.1 错殆畸形对心理健康的影响

"大龅牙"和"地包天"是一种病吗？当然是，它叫错殆畸形，经常表现为牙齿的排列不齐、上下颌骨的前突或者后缩，这些俗称经常让错殆畸形的患者感到沮丧。

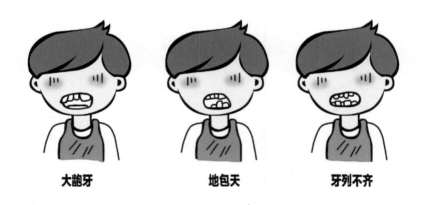

大龅牙　　　　　　地包天　　　　　　牙列不齐

除了少部分遗传因素外，儿童乳牙早萌、早失及其他乳牙疾病也常导致错殆畸形的发生，而往往大多数家长忽视了这些因素。错殆畸形多数在乳牙、恒牙交替过程中就开始出现，除影响儿童的咀嚼、发音及营养吸收外，最让儿童苦恼的莫过于其"与众不同"的样貌了。儿童青春期开始有了自尊的意识，他们的思绪变得敏感、细腻，在意外界的看法，却又不懂得如何正确疏导自己的情绪，那些根据外貌而取的不雅绰号让他们苦恼不已。他们在公共场合不敢大笑或用手遮挡自己的笑容，经常怀疑他人注视自己的牙齿，有的变得冷漠、厌恶社交，有的变得偏执、暴躁，有的变得自卑、阴郁。青春期是人格成形的重要时期，已有研究表明，错𬌗畸形将会对患者带来心理健康问题，如社交障碍、人际敏感等。

他们在玩什么呢？我加入不好吧？

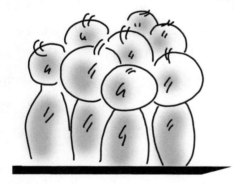
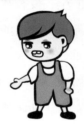

当家长发现儿童有牙齿排列不齐、"大龅牙"或"地包天"等问题的时候，应该及时就医，尽早地解决错𬌗畸形，为孩子的心灵扫除阴霾。

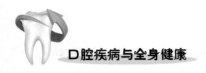

5.2　内分泌功能异常与错𬌗畸形

　　人体内分泌系统分泌各种激素，它和神经系统一起参与调节人体的新陈代谢和生理功能。在各种内分泌腺体中，垂体和甲状腺功能异常与错𬌗畸形的发生有密切的关系。

　　人的生长发育与垂体的功能有着密切的关系。当垂体功能异常时，牙齿及骨骼的正常发育将会受到影响。若垂体功能亢进，会出现垂体性巨大症。尤其当此异常发生在青春生长期前时，将会导致前额、颧骨及下颌前突，严重者可发生全牙弓反合，俗称"地包天"。由于动画片中坏人的形象往往是"地包天"面型，这些"地包天"的患儿常常被同学所孤立、嘲笑，引起患儿性格孤僻，造成患儿身心上的创伤。

　　此外，垂体功能亢进还可引起患者舌体过大，将前牙前推，导致牙间隙增宽；若垂体功能不足，骨骼发育明显迟缓，患者不仅表现为身材矮小，而且下颌骨较小，牙弓狭窄，恒牙发育迟缓，乳牙易滞留，从而导致错𬌗畸形的发生。

　　甲状腺功能异常也会引起牙齿和颌骨发育异常。当甲状腺功能亢进时，患者可能会出现乳牙、恒牙过早萌出，乳牙牙根吸收缓慢，导致乳牙滞留，从而在患儿口中出现双重牙列，影响美观和咀嚼功能。然而当甲状腺功能不足时，患者可表现为神情呆滞，下颌发育不足，牙弓狭窄，牙齿萌出次序紊乱，从而导致乳牙、恒牙错殆畸形。

5.3 急慢性疾病可引起错殆畸形

人在生长过程中难免会感染一些急慢性疾病，这些疾病发生在青春生长发育期将会对牙、颌、面部的形态、功能和发育带来不良影响，从而导致错殆畸形的发生。

儿童时期的急性病（多发生于侵犯上皮系统并伴有高热的出疹性急性传染病，如麻疹、水痘等）不仅可影响全身骨骼系统的正常发育，而且也可引起牙釉质发育不全和牙体解剖形态异常，从而影响患者牙齿美观。

患有长期慢性消耗性疾病，如消化不良、肠胃炎、结核病、小儿麻痹症等，这类疾病将会导致患者消耗增加，从而造成营养不足，若生长发育期发生这些疾病，将会妨碍牙齿及颌骨的正常生长发育，造成错殆畸形，错殆畸形的形成会影响患者食欲，营养供给不上，形成恶性循环。

5.4 维生素缺乏可引起颜面部发育畸形

儿童在生长发育时期需要各种营养物质，其中维生素可维持和促进颌面部及身体各部分器官的正常生长发育的需要。营养缺

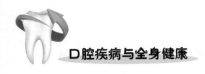

乏不仅会造成患儿生长迟缓，体型瘦小，还可能会引起口腔颌面部发育畸形，从而影响儿童身心健康。

◎ 维生素 A 缺乏可能会导致乳牙、恒牙和牙齿周围组织的发育障碍，并可出现牙齿萌出迟缓、乳牙滞留、牙齿形态结构发育不良。

◎ 维生素 B 缺乏可能会导致牙齿、颌骨及面部生长发育停滞、牙槽嵴萎缩等症状。与此同时，有研究表明，维生素 B 缺乏可能与腭裂的发病有关。

◎ 维生素 C 严重缺乏时，患者可能在刷牙或进食时出现牙龈出血和水肿的情况，还可能出现牙体组织发育不良、牙槽骨萎缩等症状。

◎ 维生素 D 缺乏会使全身骨骼发生改变，出现佝偻病等。颌面部主要表现为上颌牙弓狭窄，腭部高拱，上颌前牙拥挤及前突、开合等。此外，还可出现乳牙、恒牙萌出迟缓，最终导致错殆畸形的形成。

5.5　与口腔疾病相关的骨骼发育不全

人的一生有两副牙齿——乳牙和恒牙，一般说来，乳牙的萌出开始于出生后 6 个月，恒牙的萌出常常在 6 岁左右。不管乳牙还是恒牙，如果牙齿迟迟未能萌出，尤其是肩部活动度变大，双肩可以在胸部前方接触的患儿，家长们就该引起注意了，这可能是锁骨颅骨发育不全综合征（cleidocranial dysplasia，CCD）的临床表现。

CCD为常染色体显性遗传，家族中有血缘关系的其他亲人也可能出现类似的症状。该疾病患儿面部表现为额部宽大，两眼间距加宽。CCD患儿可能伴发多种口腔疾病：乳牙滞留、恒牙迟萌、出现阻生牙和多生牙，这些口腔症状成为诊断CCD的重要依据，并可能会影响患儿进食，造成患儿营养不良，影响生长发育。CCD患儿由于伴随乳牙替换、恒牙发育和萌出的障碍，加之不同程度多生牙的出现，尤其是多生牙引起的乳牙和恒牙排列不齐及咬合紊乱，使口腔中的情况较为复杂，需要口腔正畸科、修复科和外科等多学科联合治疗才能取得良好的效果。

避免该疾病发生最有效的方法是产前诊断和基因检测。对于CCD患者的牙齿发育异常，及时就医、明确诊断是最重要的，它的早期诊断需要与其他疾病相鉴别，如佝偻病、短指症等。在明确诊断后，治疗该疾病需要多学科联合治疗：①保守治疗，借助活动义齿修复，拔除阻生牙，对于不影响修复的阻生牙亦可保留，不予处理。②外科治疗，包括外科拔除多生牙后，对阻生恒牙进行外科再植或手术复位。③外科治疗与正畸治疗相结合，促进牙齿萌出，并排列整齐。

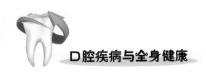

5.6 孩子不良习惯，适可而止

日常所见到的开唇露齿、开合可能由于口含奶嘴睡觉所致，这种不良习惯还能造成"奶瓶龋"。临床上最常见到前牙牙龈红肿、牙弓狭窄和下颌后缩的患者，大多数是由于不良的呼吸方式（口呼吸）所造成的。这种不良的呼吸方式（口呼吸）不仅造成口腔颌面部的功能障碍，严重者还会导致患儿智力低下，影响其智力及身体的生长发育，这些患儿目光呆滞，反应迟缓，面部肌肉紧张，开唇露齿，不能闭口，唾液常常外流，这就是典型的"腺样体面容"。

不良的呼吸方式（口呼吸）是由两方面因素造成的：第一方面是由于患儿本身的呼吸习惯，张口呼吸方便、快捷，患儿为图省事，逐渐形成用口呼吸的习惯；第二方面常常是由于腺样体、扁桃腺等腺体肥大，导致患儿上呼吸道狭窄甚至堵塞，用鼻呼吸困难，于是被迫改变其原有的呼吸方式。这类患儿，我们建议其尽早切除肥大的腺体。

有调查显示，儿童最常出现的口腔不良习惯是吮指，其次还有吐舌、咬唇、咬物、异常吞咽、偏侧咀嚼和夜磨牙等，由于口腔不良习惯对牙颌器官产生异常作用力，使牙弓内外肌力失衡，牙齿排列紊乱，牙弓形态异常，颌骨形态位置异常，日久反复作用，将会严重影响颅颌面的生长发育，导致错𬌗畸形的发生。

对于正畸治疗来说，纠正患者的不良习惯是治疗的基本原则。针对不同的病因，消除造成不良习惯产生的原因，引导患者运用正确的行为方式。患者良好习惯的养成将会使得正畸治疗事半功倍。

5.7　正畸治疗中的口腔护理

在进行正畸矫治时，牙齿上多了很多矫治小物件，除了不习惯之外，接踵而来的还有口腔卫生问题。有研究表明，戴上矫治器之后更容易罹患牙龈炎、牙周炎、牙齿脱矿和龋病，这不仅影响正畸治疗的顺利进行，甚至会对口腔健康造成威胁。

当牙齿上粘结了带环和托槽，外加固定的弓丝和弹力牵引等，都使正畸患者漱口、刷牙不便，口腔内大量食物残渣嵌塞、堆积，从而形成位于牙龈上的牙结石。这些食物残渣、牙结石等如果没有及时清理干净，细菌长期附着于牙面和龈沟内就会造成龋齿和牙龈炎等问题。如果正畸治疗后发现牙齿上可见发黑的"小洞"，平时刷牙或者咬苹果的时候出血，出现的口腔异味等问题就是口腔疾病发出的警报。由此可见，好好刷牙、保持口腔干净是防治口腔疾病的关键。

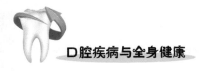
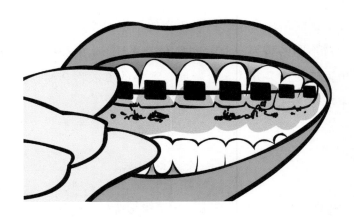

　　正确的刷牙方法总的来说是：上颌牙朝下刷、下颌牙往上刷、咬合面来回用力刷。其实戴正畸矫治器是不影响正常刷牙的，牙刷应该选用小头的软毛牙刷或者软毛的正畸专用牙刷。每天不仅早晚要各刷一次，餐后也要认真刷牙。

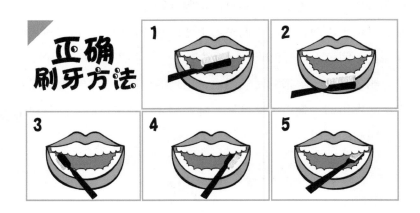

5.8　错𬌗畸形与遗传

　　牙齿不齐与遗传有关系吗？父母给予了我们生命，父母所具有的"特点"通过遗传基因"传递"给了子代，牙齿的基因当然也存在遗传。

　　◎ 牙齿排列不齐：不少儿童一张开嘴巴就被发现牙齿排列不齐、牙列拥挤而形成"鲨鱼"牙。孩子的牙齿歪歪扭扭挤在一起可能是因为同时继承父母某些口腔特点，从而发生冲突。有的孩子继承父亲"大板牙"的同时又遗传了母亲的小骨骼，骨骼限制了牙齿，不是长不出来就是空间不够。

　　◎ 龅牙：很多人面型呈上颌牙齿前突、下颌牙齿内倾的形态，俗称"龅牙"。上颌牙齿前突除了受遗传因素影响，还可能是小时候咬东西等不良习惯造成。而下颌牙齿向口腔里倾斜生长，受遗传因素的影响更多。

　　◎ 下颌后缩：明显源于家族遗传，生活中不少孩子和成年人都出现下巴较短的现象，常被人们称为"没下巴"。"没下巴"从传统面部审美上来说会让人感觉面部比例失调，影响美观。下颌后缩会导致深覆𬌗，严重时表现为咬𬌗时看不见下前牙，如果同时伴骨骼畸形就会表现为下巴短小。这种畸形导致患者非常容易咬伤上前牙腭侧龈。根据临床研究，此类下颌后缩有明显家族遗传倾向。

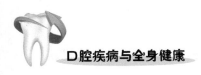
口腔疾病与全身健康

　　除了上述情况，还有如先天性多生牙、先天性牙齿缺失、先天性无牙等，给患者的生活和健康带来或多或少的负面影响。目前，发达的科技水平和精湛的修复技术都可以修复和完善这些缺陷，还患者美丽的容颜、自信的人生。

参考文献

[1] Moyers RE.Handbook of orthodontics for the student and general practitioner.3rd ed. Chicago: Yearbook Med Pub,1973.

[2] Proffit WR,Fields HW,Sarver DM. Contemporary Orthodontics. Contemporary Orthodontics. 4th ed.Saint Louis:Mosby,2007.

[3] 李秋芬 . 儿童正畸治疗中的口腔护理 . 中国医药科学 , 2011,1(20):118-119.

[4] 董瑞,李灵,李杨,等 . 唇腭裂婴儿术前正畸的研究进展 . 国际口腔医学杂志 ,2008,35(3):338-340.

[5] 吴楠,秦晓飞 . 唇腭裂的序列治疗及相关问题探讨 . 中国实用口腔科杂志 ,2008,1(12):761-762.

[6] 曾婧,郑德华,王旭霞,等 . 错𬌗畸形对成人心理健康状况的影响 . 山东大学学报（医学版）,2014(6):94-97.

[7] 王晓龙,胡敏 . 锁骨颅骨发育不全综合征患者口腔正畸治

疗方法的研究进展 . 吉林大学学报（医学版）,2015,41(2): 425–428.

[8] 王志军 , 杨冬生 . 锁骨颅骨发育不全影像学分析 . 中国临床医学影像杂志 ,2015,26(6):440–442.

Take Good Care of Your Teeth

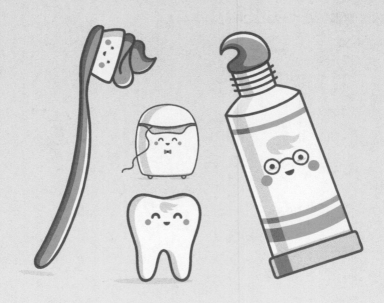

口 腔 疾 病 与 全 身 健 康

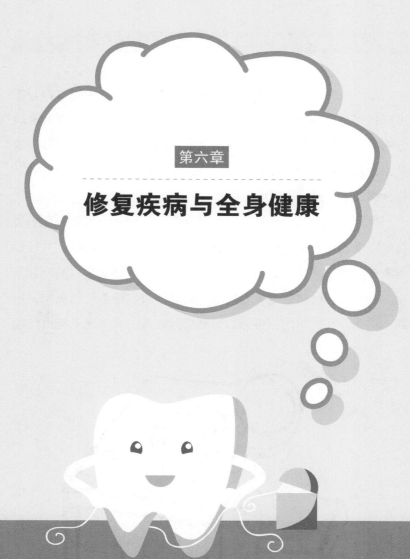

第六章

修复疾病与全身健康

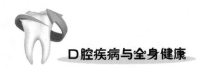

口腔疾病与全身健康

6.1 牙齿缺失与消化系统疾病

　　牙齿缺失会引起消化系统疾病，因为只有通过咀嚼食物，才可以达到对口腔的刺激作用，引起神经体液反射，促进胃肠液的分泌和胃肠蠕动的加快。同时咀嚼食物还可刺激神经，促进唾液分泌，让食物充分与唾液混匀，更好地消化食物，并且唾液可以使食物成团，便于更好地咀嚼和吞咽。

　　当牙齿部分或全部缺失又没有得到及时修复，就会导致咀嚼功能降低甚至丧失，唾液分泌会减少，影响食物的咀嚼。并且胃肠液分泌也会减少，胃肠的蠕动减慢，进一步影响食物的充分消化。而未嚼碎的食物进入胃肠道，则会加重胃肠系统的负担，不利于消化，久而久之，将导致胃肠功能紊乱，而消化系统出问题

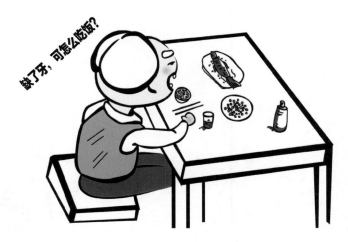

反之也会影响食欲，使患者进食减少。因此，牙齿缺失会影响消化系统的功能和人体对营养物质的吸收，有碍身体健康。

所以牙齿缺失不容忽视，应尽快修复缺失牙，恢复咀嚼功能，防止因牙齿缺失而引起的消化系统疾病。

6.2　牙齿缺失对记忆功能的影响

牙齿缺失会影响记忆功能。因为咀嚼运动可以增加大脑的血流量，从而直接影响大脑的功能，其中包括记忆功能。

就记忆来说，颌骨运动和咀嚼运动时的感觉刺激会影响到负责记忆形成和重新获取功能的大脑海马区。而一旦缺少牙齿，咀嚼功能受到影响，大脑海马区获取的信号就会减少，因此记忆力将会减退。另外，缺少牙齿或者佩戴义齿的人，因其咀嚼功能降低，或是避免损害义齿，在日常生活中会尽量避免食用难以咀嚼的食物，特别是干果类。这样也会造成多种维生素及某些蛋白质等营养物质的缺乏，从而影响人的记忆力。因此，牙齿缺失将会导致咀嚼运动减少，从而影响人的记忆功能。

中老年人要格外爱护和珍惜自己的牙齿，努力保护自己的牙齿，并尽可能在早期修复缺失牙。同时适当加强咀嚼训练，适量进食水果、干果，增强牙齿的咀嚼功能和补充需要的营养。也可以每天不定时地进行叩齿锻炼，尽可能地减少牙齿缺失对记忆功

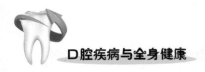

能的影响。

6.3　牙齿缺失对神经系统的影响

　　牙缺失还会影响神经系统。在人的牙齿周围是有一层 0.1 ~ 0.25mm 厚的软组织，其中含有起到固定牙齿作用的纤维组织和营养牙龈、牙骨质等牙周组织的血管，此外还有神经。这种神经具有感受咀嚼压力的结构，并且能够调节下颌骨的运动。换言之，当失去了此神经的感觉传导，大脑就不能充分有效地控制人的咀嚼运动。而一个人每天进食将会进行数万次的咀嚼运动，并且可以通过三叉神经把这种运动的感觉传递到大脑，就像是每天给大脑做保健运动一样。所以，当人失去牙齿时，难以避免地失去了牙周组织，也就是说失去了锻炼大脑的神经末梢，减弱了对大脑的保健作用。咀嚼还可使大脑中动脉血管充盈度增加，血流速度显著加快。如缺少牙齿，则咀嚼功能下降，其对大脑血供的促进作用就会降低，可导致老年人脑血流量减少，因此牙齿缺失的老人更容易患阿尔茨海默病。

　　当人们的牙齿少于 25 颗时，患脑中风的概率要比正常人高 50% 以上。有学者认为其主要与口腔内细菌因牙龈、牙周疾病进入血液循环，导致大脑组织及血管的炎症，最后形成血管狭窄、血栓堆积，导致中风危险增加。

　　而目前还没有一种可以重建牙周组织的修复方式，因此大家一定要爱护自己的牙齿。当牙齿出现问题时，及时治疗，不要为了节省时间及费用就随意拔除可以通过治疗保留下来的牙齿。

6.4　牙缺失对面容的影响

　　大家都知道前牙缺失会对美观、发音、咀嚼功能等造成明显的影响，反而对缺失一颗后牙不怎么在意，但其实后牙的缺失，尤其是多颗后牙缺失，也会对面容产生明显的影响。

　　牙缺失后牙槽骨会不断地吸收，并且会因为缺乏正常咀嚼力量的刺激，造成颊部和周围肌肉松弛和下垂。与牙槽骨相连的口腔软组织的位置也会发生相应的变化，如唇和颊系带与牙槽嵴顶的距离变短，甚至与牙槽嵴顶平齐，唇颊沟的间隙变浅。因此多颗牙缺失后，唇或颊部失去硬组织的支撑而向内凹陷。上唇丰满度会消失，面部皱褶增加，鼻唇沟加深，口角下垂，面部下1/3变短，面容出现明显衰老现象，整个人看起来要比不缺牙的同龄人显得苍老。此时，如修复缺失牙则可以改善患者精神面貌。

　　目前主要修复牙齿的方式有活动修复、固定修复及种植修复：活动修复比较经济实惠，但是舒适度低于其他两种修复方式，且需要反复摘戴；固定修复与活动修复相比，可以避免反复摘戴，更仿真，舒适度更高，但其有严格的适应证，并且会磨除一些相

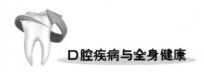

邻的牙体组织，目前应用逐渐减少；种植修复是目前最有优势的修复方式，既避免了活动义齿的反复摘戴，也避免了对相邻牙体组织的磨除，但其修复的费用相对较高。

6.5　牙缺失与口腔疾病

牙齿缺失后，剩余的其他牙齿在咀嚼食物时会承担更大的咬合力，而一旦剩余牙齿不能负担时就会引起牙周膜的水肿，严重者将导致牙齿松动。并且长时间的牙缺失，会引起其相邻的牙齿发生移位，如缺牙空隙的两端牙齿会向空隙处倾斜，空隙处对殆的牙齿则会继续向缺牙空隙生长伸长，对以后的修复造成极大的困难，严重者需要拔除伸长牙齿才可修复。在牙齿移位后，牙齿间会产生一定的空隙，更容易导致食物嵌塞，不易清洁。而长期的食物嵌塞则会发生牙龈及牙周的炎症，牙齿更容易龋坏。患者大多都会有口腔异味，影响生活质量，因此牙齿缺失应尽早修复。

6.6　糖尿病患者种植须知

随着人们生活水平的提高，糖尿病的发病率在逐年上升。临床观察可见，高血糖可导致人工种植牙的成功率降低。首先，高血糖会影响骨及颌骨的代谢及生长，种植体与骨之间不能形成良好的结合，从而影响骨创伤修复和牙种植体的愈合；其次，糖尿病患者易患牙周炎，引起牙槽骨吸收，使患者骨量下降，以至不足以满足种植体植入的条件，增加了种植的难度；再次，高血糖还会加重种植术后的炎症反应，可能引发种植体周围炎，影响种植体的稳定性，甚至导致种植体修复失败；最后，糖尿病患者的手术创口愈合较慢，高血糖的状态使其较正常人更易感染。

　　因此糖尿病患者行牙齿种植术时一定要调整好自身的身体状况。术前要维护好口腔卫生，进行彻底的口腔清理，如牙周基础治疗，就是人们常说的洁牙，减少口腔内的致病菌。并且密切监测血糖，将血糖控制在正常范围之内，降低感染的可能性；术后要预防性服用抗生素，吸烟的患者须戒烟，尽量降低种植体植入的失败率。另外，患者在种植牙齿以后要养成良好的口腔卫生习惯，并且保持健康的作息规律，同时要定期复查，以便医师掌握种植术后的修复情况，及时发现问题，有效提高种植的成功率。

6.7　夜磨牙的困扰

　　磨牙症是口腔疾病中的常见病，是指患者在未进食的时候，不由自主地将牙齿咬紧或不停磨动牙齿的非正常行为。而夜磨牙是磨牙症的一种类型，是指发生在晚上的磨牙症。有资料表明，50% 以上的人牙齿都有明显的磨损状况。

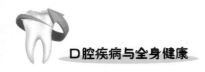

随着生活节奏加快,现代人的各方面压力越来越大,近年来的研究表明,夜磨牙的发病率有上升趋势。长期以来,夜磨牙的病因一直没有得到充分的解释。但传统观念认为,白天里精神的紧张会使人的大脑中枢亢奋,造成夜间无意识地支配口内具有咀嚼功能的肌肉异常收缩,从而导致夜磨牙的发生。

夜磨牙的后果不可小觑,它可以引起牙齿的长度减少,面下1/3的距离变短,影响咀嚼功能,如咬东西会有吃力的感觉,也会影响面部的美观。此外还会引起牙本质过敏,进食酸甜食物时酸痛。夜磨牙进一步发展,可发生牙髓炎和牙髓坏死,出现夜间痛、冷热刺激痛等症状。如果口内有修复的义齿,则会大大缩短其使用寿命。

因此,夜磨牙一定要尽早发现、尽早治疗。目前,应用夜磨牙拾垫是保护牙齿和修复体的有效治疗方法,减少牙齿磨耗,还可保护牙周组织及肌肉组织损伤。患者初次戴用拾垫往往会有恶心、咬拾不适等症状,这是正常现象,适应一段时间后就会好转。患者需要放松心情,解除各方面的压力,调整心态。通过以上治疗,夜磨牙的症状是可以得到缓解的。

6.8 抽烟、喝茶导致牙齿变色怎么办

伴随着快节奏的生活及繁忙的工作,人们总喜欢喝上一杯茶或咖啡,亦或是抽支烟放松情绪。但长期下去,你的牙齿往往就

会发黄、变黑。而随着生活质量的提高，人们对美观的要求也越来越高，着色的牙齿会大大影响美观。

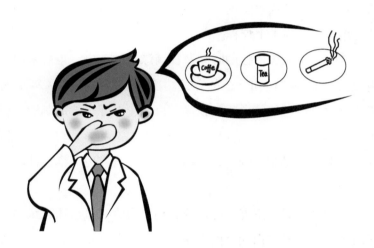

　　因此，为了避免牙齿变色，大家在饮用茶或咖啡时可以使用吸管，以减少饮品与牙齿的接触，并且饮用后及时漱口，吸烟的人则需减少吸烟量。最重要的是早晚需正确刷牙，有效防止牙齿着色。另外，对于牙齿已经着色的患者，可以通过洁牙喷砂去除牙表面大部分的色渍，而对于色素已经渗入牙体组织的情况及美观要求较高者，则需要选用牙齿化学漂白。

　　常用的牙齿化学漂白方法有诊室内漂白、家庭漂白。诊室内漂白目前效果比较好的是冷光牙齿漂白和激光牙齿漂白。冷光牙齿漂白可在较短的时间内改变牙齿颜色，避免光照产热对牙髓的伤害。而激光漂白与冷光漂白法相比，在治疗过程中牙齿的敏感

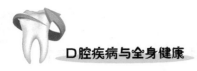

反应较轻，且激光法的远期疗效较好；家庭漂白则花费时间较长，对患者的操作要求较高。患者取模后需制作个别托盘，睡前将药物涂在托盘与牙齿接触的一面并佩戴托盘，晨起后摘除。一般连续使用 1 个月为 1 个疗程。

有时为了减少治疗的时间及提高漂白的效果，也可采用诊室内漂白与家庭漂白相结合的方式。注意在漂白治疗后 24 小时内不要食用过冷过热的食物和饮品，以避免对牙齿造成刺激，引发不适，而且由于牙齿在治疗后 24 小时内很容易再被有色物质染色，一定要避免接触茶、咖啡、红酒、可乐、巧克力等染色性较高的饮品和食物。

牙齿漂白后并不能一劳永逸，还需要大家自己注意维护。刷牙时可选用具有美白功效的牙膏，但要避免使用含氟牙膏，因为

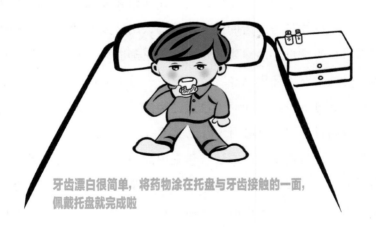

牙齿漂白很简单，将药物涂在托盘与牙齿接触的一面，佩戴托盘就完成啦

牙膏中的氟会加速牙釉质的再矿化，使牙齿很容易恢复到漂白前的颜色。牙齿漂白后 1 年左右，牙齿会慢慢向原牙齿颜色变化，但对比最初颜色仍有明显改善，此时只需要再次漂白，在较短时间内便可显效，且可以维持较长时间。

参考文献

[1] 刘英 . 老年人口腔健康与生命质量 . 国外医学 (老年医学分册),2005,26(6):279–283.

[2] 岳伟彬 , 李蒙慧 . 稳定合垫治疗夜磨牙症的临床疗效观察 . 现代口腔医学杂志 ,1996 (2):127.

[3] 师苏萌 , 鲁莉 . 非侵入性牙齿美白技术的研究进展 . 口腔颌面修复学杂志 ,2016,17(2):120–124.

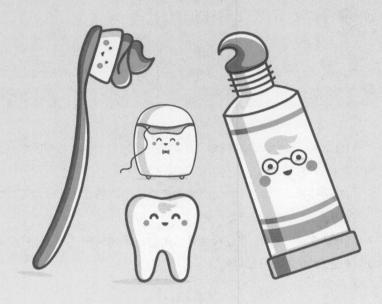

口 腔 疾 病 与 全 身 健 康

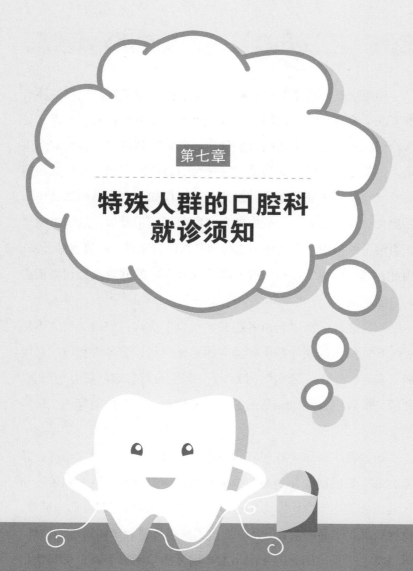

第七章

特殊人群的口腔科
就诊须知

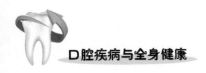

7.1　糖尿病患者口腔科就诊须知

　　糖尿病是一种全身性疾病，一旦血糖控制不好，全身各器官都可能受牵连，通常眼睛、心脏、足部等容易受影响。然而，许多糖尿病患者却常常忽略口腔健康。糖尿病和口腔疾病呈双向关系，也就是说，糖尿病病情的加重会引起口腔疾病，而口腔疾病失控又会使糖尿病病情进一步恶化。不仅如此，当糖尿患者患有牙龈炎或牙周炎时，口腔中的很多细菌可产生毒素，这些毒素进入血液可以使胰岛素受体不能与胰岛素结合正常，以致血糖升高。因此，糖尿病患者在控制好血糖及其并发症的同时，必须防治各种口腔疾病。

　　除此之外，糖尿病患者还易出现以下疾病：龋齿、口腔干燥症（是病情未控制的糖尿病患者的常见症状，患者舌和口腔黏膜通常发红、光亮）、牙周病（以血糖未得到良好控制的患者为严重，牙龈呈深红色、肿胀、易出血，牙周脓肿，牙齿松动等）、口腔感染等。

　　如果糖尿病患者放任其口腔问题不管，未及时加以治疗，龋齿会进一步发展为牙髓炎、根尖周炎，给患者带来巨大痛苦。而牙周病会破坏支撑牙齿的牙槽骨结构。牙结石也可在短期内形成，食物残屑更容易嵌塞在牙周，加重了糖尿病患者牙周组织的破坏。而患者由于畏惧刷牙时牙龈出血，刷牙质量明显下降，可很快出现牙齿松动、无力、有伸长感等一系列症状，严重者甚至在糖尿病早期就全口牙齿脱落。另外，糖尿病患者由于免疫力下降，牙周病治疗效果也不甚理想。

对糖尿病患者而言，预防牙周炎和其他口腔疾病的发生，除了控制好血糖，更要注意个人口腔卫生，早晚刷牙，饭后漱口，还可以对牙龈进行按摩。在牙龈无红肿的情况下每天按摩牙龈数十次，可以促进牙龈血液循环，增强代谢。与此同时，糖尿病患者还应定期到口腔科进行检查，由医师根据其口内情况进行针对性治疗，如补牙、洁治、刮治、冲洗牙周袋等，均有助于口腔健康。当牙周组织损害严重、不易治愈而且影响到健康邻牙时，要听从医师建议尽早拔除。拔牙也应控制好血糖，以防感染，导致伤口不易愈合。使用活动义齿的糖尿病患者每日餐后要摘下义齿，漱口，并冲洗义齿，晚上入睡前要认真刷牙及清洗义齿。

总体而言，糖尿病患者只要积极持久地控制好血糖和自觉注意个人口腔卫生保健，就能有效减少口腔疾病发病的可能性。

7.2　心血管疾病患者口腔科就诊须知

在我国，心脑血管疾病发病率男性为 1.87%，女性为 1.01%，现有心脑血管疾病患者 2.3 亿。其中，心脑血管疾病患者的牙龈炎、牙周炎的患病率高达 87.5% ~ 90%，牙周炎患者发生冠心病的概

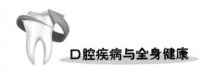

率为牙周正常者的 1.5 倍。为什么口腔疾病与心脑血管疾病有如此密切的联系？其关键在于口腔细菌对患者血液系统的影响。有研究发现，越来越多引起心脑血管疾病的病原微生物在口腔中被发现，证实了口腔疾病与心脑血管疾病有密不可分的联系。

既然口腔疾病与心脑血管疾病关系紧密，那么，患有心脑血管疾病的患者，在进行口腔治疗时有哪些注意事项呢？

心脑血管疾病患者在进行口腔治疗之前，要保证充足的睡眠，有良好的精神状态。有文献报道，心脑血管疾病患者的紧张、焦虑及睡眠不足等引起的精神疲劳构成的威胁比拔牙创伤对患者造成的伤害要大。所以，在进行口腔治疗前，良好的精神状态至关重要。

要在疾病得到良好控制的情况下进行口腔治疗。心脑血管疾病患者往往需要长期服用阿司匹林等抗凝药物，在进行拔牙等口腔治疗前，建议停用相关药物，以免拔牙后出血不止。是否能够停用药物，患者应询问专科医师，不能贸然停药。

出现以下情况应视为拔牙禁忌证或应暂缓拔牙：

◎ 有近期心肌梗死病史者。

◎ 近期心绞痛频繁发作。

◎ 心功能 Ⅲ ~ Ⅳ 级或有端坐呼吸、发绀、颈静脉怒张、下肢水肿等症状。

◎ 心脏病合并高血压者，应先治疗其高血压后拔牙。

◎ 有二度 Ⅱ 型及三度房室传导阻滞、双束支阻滞、阿斯综合征史者。

除此之外，血压高于 180/100mmHg，应先控制血压后再拔牙。

口腔治疗完成之后，保持口腔的清洁也必不可少。有研究表明，口腔疾病较少的人群心脑血管疾病患病率明显低于口腔疾病多的人群。同时，一天刷牙 2 次以上、刷牙时间 3 分钟以上、经常使用牙线、使用含氟牙膏的人群，其心脑血管疾病的患病率较低。因此，减少心脑血管疾病发病率，不仅要积极治疗口腔疾病，保持口腔清洁也十分重要。

7.3　凝血机制异常患者口腔科就诊须知

常规的口腔治疗，如拔牙、洁牙等，常常会引起出血，凝血机制异常的患者在进行这种有创的口腔治疗时，需要特别注意。患有相关血液病的患者，在凝血机制没有得到良好控制的情况下，进行拔牙、洁牙等有创的口腔治疗，可能会出现低血压及贫血等症状，严重者甚至会出血不止，危及生命。因此，凝血机制异常的患者，在进行口腔治疗时，应注意以下 2 点：

◎ 患有出血性疾病，如血小板出血性紫癜、血友病等血液系统疾病的患者，在进行有创口腔治疗前，其医师要与内科医师联合治疗，在凝血机制得到良好控制、可以停用抗凝药的情况下，才能进行治疗；在治疗完成后，患者要谨遵医嘱，按时服药，必要时需全身使用止血剂，以免发生出血不止的情况。

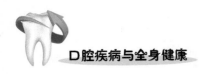

◎ 患有高血压、心脑血管疾病、严重肝病或其他原因需长期服用抗凝药的患者，在治疗之前，一般建议停用阿司匹林等其他抗凝药物。当然，这些药物的停用需要在专科医师的指导下进行，患者不能自己贸然停用；在进行口腔治疗操作之前，医师会进行常规凝血机制检查，在相关指标正常后，才可以进行口腔治疗。

因此，凝血机制异常的患者在进行口腔治疗时，需要特别谨慎。患者要谨遵医师的嘱咐，在治疗前，服用或停用相关药物，达到预防的目的；在治疗时，医师也会采取一些特殊的操作方法及局部止血的方法，减少患者出血风险；在治疗完成之后，患者需转到相关科室进行进一步治疗。

凝血机制异常患者的口腔治疗一直是一个难题，需要医师和患者的共同协作，相互配合。口腔医师规范的操作、患者良好的依从性及内科医师的联合治疗，是凝血机制异常患者得到有效治疗必不可少的因素。

7.4 传染性疾病患者口腔科就诊须知

由于口腔治疗的特殊性，传染性疾病在口腔治疗中的控制得到了医护人员和患者的高度重视，应该努力做好防范工作，最大程度上避免传染性疾病在口腔治疗过程中传播。同时，传染性疾病患者的口腔治疗有其特殊性，某些传染性疾病有特定的口腔表征，了解其口腔表现，有利于疾病的早期诊断及早期治疗。

◎ 艾滋病患者，常发生牙龈线性红斑及急性坏死性溃疡性牙周炎。若口腔卫生状况好，但发现牙龈边缘有明显的火红色线状充血，且刷牙时极易出血，那么你应该警惕，尽早就医，排除患病可能或进行早期治疗。

◎ 口腔黏膜是梅毒最容易侵犯的部位，梅毒的早期表征可在口腔黏膜上表现，定期做口腔检查，有利于梅毒早期诊断及早期治疗。

◎ 病毒性肝炎如乙肝、丙肝等疾病，随着病情的发展，牙龈出血是常见的症状。因慢性肝炎长期或反复发作，引起脾脏肿大，凝血因子合成障碍，重型肝炎患者可出现血小板减少或白细胞减少，出现凝血机制障碍，在进行拔牙等口腔治疗时，需特别注意。同时，因全身应用抗病毒药物和糖皮质激素，机体缺乏维生素，造成免疫力较差，易患口腔溃疡等疾病。

◎ 警惕全身性疾病或传染病：许多人认为口腔溃疡只是小毛病，其实口腔溃疡有时反复不愈，可能是身体免疫系统在提醒你患上了一些全身性疾病或传染病。如果口腔溃疡反复发作，或伴有其他症状，那就应该引起足够的警惕。

在口腔治疗中，医师的规范操作，对减少传染病的传播至关重要。规范的操作不仅是医师的自我防护，同时也是对患者负责。患者要有严格的无菌观念，选择规范的医院进行治疗。在日常口

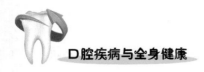

腔治疗中，需要医患一起配合，按照传染病防治规范流程，及时接种疫苗，尽可能减少传染病在医患间的传播，为创造安全的口腔医疗环境而不懈努力。

7.5 儿童口腔科就诊须知

在欧美发达国家，儿童很早接触牙医，不一定都是有口腔疾病，很多时候纯粹是预防保健。在我国，由于不良饮食习惯及口腔卫生不佳，很多儿童罹患口腔疾病。大多数患儿家长认为"乳牙反正要换的，到时候再说也不迟"，这一拖，可能真的就迟了。儿童口腔疾病不仅不利于其牙齿正常发育，对全身健康存在负面影响。由于儿童在进行口腔治疗时的行为表现很难控制，不仅需要口腔专科医师本身具备足够的耐性和技巧，还需要一旁陪伴的父母扮演好协助的重要角色，家长的言行，将直接或间接影响患儿就医的整个疗程。

（1）治疗前：

◎ 避免在孩子面前诉说自己曾经经历过的痛苦治疗经验，这会使孩子产生先入为主的恐惧感，哪怕父母自己饱尝苦头、谈牙色变，带孩子看牙时也请不要紧张，尽量放松心情。

◎ 不要骗孩子说"只是给医生叔叔/阿姨看看而已"。因为口腔医师不仅是看看而已，必要时还需要在口腔中进行操作治疗。

孩子坚持要问去医院干什么，可回答"等医生叔叔/阿姨看完之后才会知道"。

（2）治疗时：

◎ 小孩子的耐性有限，不要抱有在一次治疗时间内完成多项治疗工作的想法，一次治疗时间不要超过 20 ~ 30 分钟为佳。

◎ 不要提"拔，打针，注射，痛"等让孩子恐惧的字眼，可用"拿，上"等字眼代替，如对孩子说"今天把牙虫拿掉""今天上不上麻药"等。

◎ 配合口腔科医师，保持安静，面露微笑。建议家长鼓励孩子要勇敢，避免威胁或责骂。目的是使孩子与口腔科医师建立稳定、良好的沟通。

（3）治疗后：

◎ 对孩子进行一定程度的褒奖，以利于后续治疗。

◎ 如果治疗过程中使用了麻药，治疗结束后 2 ~ 3 小时内留心观察孩子，勿让孩子咬破嘴唇，因为此时嘴唇尚未恢复知觉，孩子会因好奇一直咬，嘴唇咬破了也不知疼痛。

7.6　妊娠期女性口腔科就诊须知

在妊娠期间，准妈妈们格外容易出现口腔问题。一方面是因为孕早期的呕吐反应使得孕妇无法好好刷牙，口腔卫生得不到良

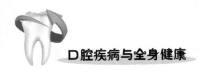

好的维持，此外呕吐物中的酸性物质也可能会引起牙齿的脱矿，降低牙齿对龋病的抵御能力。另一方面是由于妊娠期女性激素水平升高，怀孕后出现刷牙出血等龈炎症状，或使原有的牙龈慢性炎症加重，表现为牙龈出血增多，甚至会出现牙龈肿胀呈龈瘤样改变。

经研究发现，有 18.2% 的早产及低体重儿病例的发生与其母亲患有牙周疾病有关。患重症牙周炎的孕妇产出低体重儿的危险率是牙周健康孕妇的 7.5 倍。因此备孕女性一定要做好以下口腔卫生保健：

（1）定期进行口腔专科检查

尤其是孕前一定要进行一次常规口腔检查，及时发现问题，早期预防治疗。

（2）口腔疾患的治疗

孕妇发生流产的时间一般是在妊娠后的前 3 个月，而怀孕 4 ~ 6 个月则是治疗口腔疾患最适当的时期。

（3）保持口腔清洁卫生

掌握正确的刷牙方法，学会使用牙线，保持口腔的清洁，特别是加强进餐后的口腔卫生是非常重要的。

（4）营养的维持

妊娠期的母体比平时更需要营养物质，来维护母体包括口腔组织在内的全身健康状态。

（5）分娩后更要注意口腔卫生的护理

民间有"女性坐月子期间不能刷牙"的说法，其实这是不确切的，分娩后只要体力允许，就可进行漱口刷牙，只不过要注意用温水。

7.7　老年人口腔科就诊须知

人到老年，口腔组织会发生一系列退行性变化，如咬合面牙釉质磨耗或损坏；牙颈部暴露、磨损；牙龈萎缩、牙槽骨吸收、牙根暴露；唾液腺分泌减少，口腔黏膜干燥、弹性降低，味觉减退。这些都会导致老年人龋病、牙周病，甚至牙齿缺失的发病率上升。但是老年人往往认为掉牙和牙口不好使是人老了的自然规律，觉得口腔保健可有可无，或者存在着各种口腔保健的误区。世界卫生组织对牙齿健康的标准是"8020"，即 80 岁的老人至少应有20 颗功能牙。因此，有必要让老年人树立正确的口腔保健意识，用乐观、积极的态度加强口腔保健，促进全身健康。其口腔保健注意事项有以下这些关键点。

（1）保持良好的口腔卫生

◎ 坚持有效刷牙。

◎ 提倡使用漱口水。

◎ 适当使用牙线和牙签来清除牙齿间隙的食物残渣和软垢。

◎ 定期洁治。刷牙总会留下一些不易清洁的"死角"，久

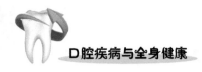

而久之形成牙石。定期洗牙有助于彻底去除牙面上的菌斑、色素和牙石，有利于口腔健康。

◎ 佩戴义齿的老人注意清洁义齿和基牙。

（2）养成良好的口腔卫生习惯和生活方式

◎ 要少吃坚硬的食物，纠正用牙齿开酒瓶等不良习惯。

◎ 保持良好的饮食习惯，改善膳食营养状态，多食瓜果蔬菜。

◎ 养成良好的生活习惯。

口腔癌的高发年龄是 40 ～ 60 岁，老年人良好的生活习惯对预防口腔癌的发生很重要。要尽量不吸烟、不饮酒、不嚼槟榔、不饮过热的饮料、不食过热食品，避免不良刺激，及时调磨义齿锐利边缘和牙齿锐利牙尖，及时拔除牙齿残根、残冠，以免反复刺激口腔软组织。

（3）定期进行口腔健康检查，及时治疗口腔疾病

◎ 每半年或 1 年进行一次口腔检查，有病早治，无病早防。

◎ 当牙齿遇到冷热、酸甜出现刺激痛时，应及时到正规口腔医疗机构进行检查治疗，不要拖到疼痛至不可忍受时再就医。

◎ 出现以下症状时，提示患有牙周疾病，需要及时治疗：①牙龈红肿、松软，刷牙或咬物时牙龈易出血（牙刷毛或食物上有血迹）。②牙齿有不同程度的松动、牙根暴露、咬物无力。③轻压红肿的牙龈时有脓液溢出，口臭。

◎ 当出现以下症状时要引起重视，及时到医院检查，排除口腔癌：①2 周以上不能愈合的口腔溃疡。②口腔黏膜出现白色

或红色斑点（斑块）。③口腔出现非炎症性肿胀并伴有颈部的淋巴结肿大。④口腔和颈部不明原因的麻木或疼痛（排除其他原因）。

参考文献

[1] Friedlander AH, Chaudhuri G, Altman L.A past medical history of gestational diabetes: its medical significance and its dental implications.Oral Surg Oral Med Oral Pathol Oral Radiol Endod,2007,103(2):157–163.

[2] 王晓义.糖尿病与口腔疾病的相关性研究.中外医疗,2013,32(23):77,79.

[3] 孙建敏,高胜.糖尿病性口腔疾病的治疗和预防措施.糖尿病新世界,2014(11):40.

[4] 姚震,陈林.我国心血管疾病现状与展望.海南医学,2013,24(13):1873–1876.

[5] 李铮,邰文萍,陈景艳,等.口腔卫生行为对心血管系统相关疾病影响的调查分析.中国民康医学,2012,21(21):2584–2586.

[6] 屠彦,陈晖.口腔感染引发心血管疾病的机制.国际口腔医学杂志,2010,37(2):182–185.

[7] 李魁星,张京华,华宝来,等.血友病患者口腔健康状况的影响因素分析.护理学报,2014,11:30–33.

[8] 吴鹏.口腔感染与心血管疾病的关系（综述）.继续医学教育,2012(6):51–54.

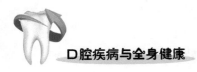

[9] 夏斌,秦满,韩烨,等.儿童口腔科门诊治疗需求特征分析及对策.北京大学学报（医学版）,2013,45(1):92–96.

[10] 高红,王雪芹,朱俊霞,等.儿童口腔科患者就诊配合度的影响因素.口腔疾病防治,2016,24(10): 617–620.

[11] 张冰,王巧云,张杰,等.妊娠期妇女口腔保健知识认知及口腔健康状况调查.人民军医,2014(7):748–750.

[12] 周妮,周庆,张灿华,等.妊娠期的口腔保健.现代预防医学,2014,41(8):1398–1399,1404.

[13] 栾文民.老年人口腔疾病的治疗特点.中国实用口腔科杂志,2010,3(2):65–68.